一周腰瘦 10 厘米的
神奇骨盘枕

〔日〕福辻锐记 著　　郭勇 译

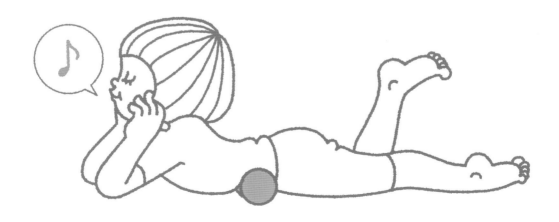

江西科学技术出版社

前言

　　在治疗院中，我曾经用毛巾卷成一个卷，当作枕头为患者朋友进行治疗，那就是骨盘枕的雏形。当时，我建议患者在家用毛巾卷进行自我理疗，并教给他们一些理疗方法。没想到，反馈到我这里好评如潮，有的说："以前什么办法都用过了可就是瘦不下来，谁知用了毛巾卷之后我就瘦了！"有的说："现在我的肚子又平坦又紧实。"以此为开端，很多电视台、杂志报道了我的这种瘦身法，我还编写了关于骨盘枕瘦身法的书籍，目的就是想让更多朋友分享这种瘦身法的好处。

　　大家对我的"毛巾卷"骨盘枕评价颇高，我想，能不能为大家制造出一种更加简单、方便的骨盘枕呢？于是，现在这个"极品骨盘枕"便诞生了。这个骨盘枕充气简单，而且我特意采用了红色为基调，因为在东方医学中，红色具有提升人体新陈代谢的作用。所以，只要看到这个红色的骨盘枕，就有一定的减肥作用。

　　在现代人中，想找一个骨盆完全没有歪曲的人，还真是很难的一件事。而我的"极品骨盘枕"对于矫正骨盆有神奇的效果。所以，为了您自己以及家人的健康和美丽，请您一定要尝试一下。相信用不了多长时间，您就能体会到骨盘枕的妙处。

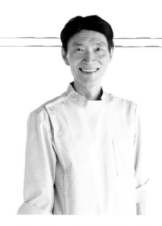

日本ASUKA针灸治疗院院长

福辻锐记

红色与黄色，
是瘦身成功的
最强颜色组合！

在东方医学中，认为人体存在着能量的通道，即"经络"。经络之上分布着很多特殊部位，这些特殊部位叫作"穴位"。而颜色也具有独特的力量，有一种叫作色彩治疗的方法，将不同的颜色贴在不同的穴位上，可以起到调节身体机能、改善体质的作用，可见颜色所含的能量还是很强大的。尤其是红色，它是可以给身体带来正能量的颜色。红色可以改善人体的血液循环，促进新陈代谢。而黄色具有调节消化系统、激活内脏功能的作用，使废物快速排出体外。由此可见，红色与黄色的搭配，是减肥瘦身的最佳组合。只是躺在这包含红色、黄色的"极品骨盘枕"上，您就能感受到颜色的能量，逐渐让自己变成不易发胖的体质。

★ 红色 在东方医学中的意义

➡ 温暖身体、促进新陈代谢的最强颜色

彩虹的第一个颜色就是红色。它是各种颜色中阳性能量最强的。看见红色、穿红色的衣服，就能加速人体的正血液循环。温暖身体。而且，红色比较单薄更能促进人体的新陈代谢，属于寒性体质的朋友，建议在寒冷的日子多穿红色的衣服。红色衣服能让您感到温暖。

★ 黄色 在东方医学中的意义

➡ 调节消化系统，提高身体代谢水平和免疫力

黄色是对人体新陈代谢具有积极作用的颜色。金黄色也是黄色的一种。消化系统得到调理之后，人体吸收营养的效果会更好，而将废物排出体外的速度也更快，从而便提高了新陈代谢的效率。换句话说，黄色能够帮我们打造一个不易发胖的体质。另外，黄色还有提高人体免疫力的功效。

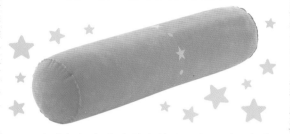

神奇
瘦身能量

我选择红色作为骨盘枕的基色，并不仅仅是为了鲜艳和醒目。因为在红色与黄色的组合中，隐藏着瘦身的强大秘密。

将骨盘枕内的空气放掉，就可以折叠起来，带到哪里都方便！

我的这款"极品骨盘枕"充气即可使用，放气随便收纳。放气后折叠起来装在化妆包里，可以带着它到处旅行或出差，甚至去拜访朋友的时候也可以随身携带，根本不受时间、场所的限制。而且，如果感觉它有些硬，可以适当放气，以调节软硬度。总之，您可以在任何时间、任何场合，选择让自己舒服的方式进行锻炼和理疗。

柔软、磨砂感的材质，让骨盘枕舒适而且防滑，可以将身体牢固地定位！

骨盘枕瘦身法的要诀是将骨盘枕垫在正确的位置上，然后以全身的重量压在上面。如果骨盘枕位置不对的话，瘦身效果就会大打折扣。而我这款"极品骨盘枕"采用了柔软且具有磨砂感的材质，防滑效果极佳，一旦固定位置，就会始终保持在原地。在练习中采取正确的姿势、骨盘枕位置正确，才能让您尽早收到疗效。

CONTENTS

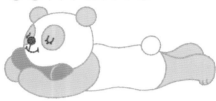

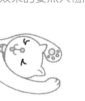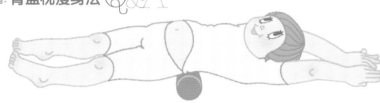

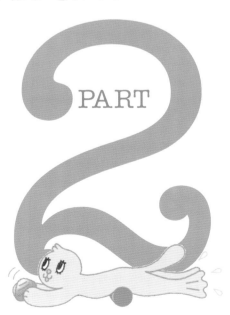

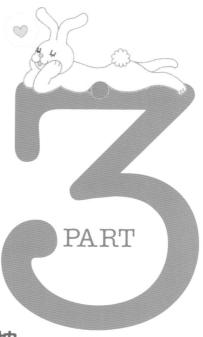

29 骨盘枕的体验者们连续不断地反馈来各种好消息!

骨盘枕瘦身法,超级成功报告

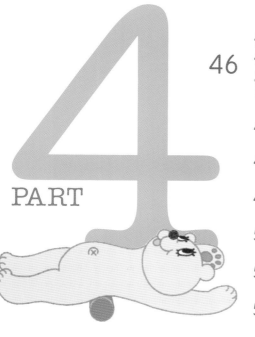

骨盘枕的用途还不止前面介绍的那些!
46 骨盘枕还是便秘、生理痛等身体不适的克星!

调理身体不适的骨盘枕锻炼法

骨盆开度大检查！

如果骨盆的张开角度过大，人就容易发胖。但是，只是面对镜子，我们很难判断自己的骨盆的开度到底是大还是小。于是，我设计了下列六项简单的测试。您不妨也试一试。即使只有一项符合，也说明您的骨盆开度较大，很适合使用骨盆枕来锻炼。

CHECK ❶ 平躺，脚跟并拢让脚保持自然姿势，看看双脚的夹角有多少度。

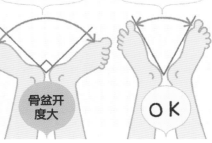

90度以上　90度以下

如果90度以上的话，说明骨盆开度大，需要注意！

骨盆开度大　OK

CHECK ❷ 平躺，先将双膝向外侧展开，再将双膝向内侧并拢。看哪种状态更轻松。

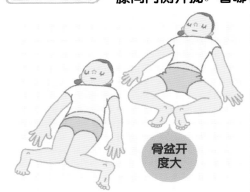

如果双膝向外侧展开更轻松的话，说明骨盆开度大，需要注意！

骨盆开度大

CHECK ❸ 站立，分别做体前屈和体后倾，看哪种状态更轻松。

骨盆开度大

如果体前屈比较轻松的话，说明骨盆开度大，需要注意！

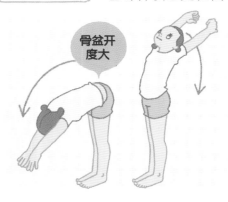

CHECK ❹ 如下图，分别测量肋骨和腹股沟的角度，看哪个角度大。

如果腹股沟的角度大，说明骨盆开度大，需要注意！

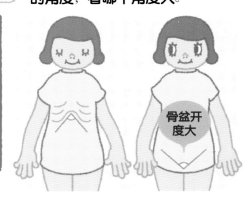

骨盆开度大

CHECK ❺ 观察自己的两根锁骨，看两根锁骨是否在一条直线上。

如果两根锁骨在一条直线上，说明骨盆开度大，需要注意！

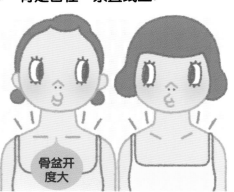

骨盆开度大

CHECK ❻ 如下图，将双手平举至胸前，让肩胛骨相互分离，再让肩胛骨相互靠近。看哪种状态更轻松。

如果肩胛骨相互靠近更难的话，说明骨盆开度大，需要注意！

骨盆开度大

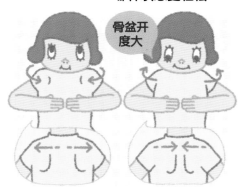

躺着即可！
骨盘枕瘦身法
5大功效

1 平躺时把骨盘枕垫在腰下，腰围会以"惊人"的速度变小！

2 想瘦哪里垫哪里，肚子之外的部位也可以瘦！

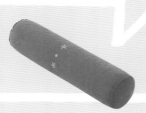

3 骨盘枕可以调理身体的各种不适！

4 骨盘枕可以调理内脏功能，促进新陈代谢！

5 骨盘枕还可以矫正骨骼、关节的歪曲，让人的体态变得更美！

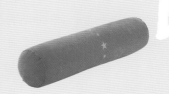

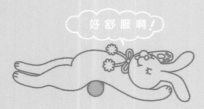

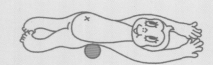

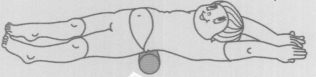

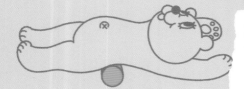

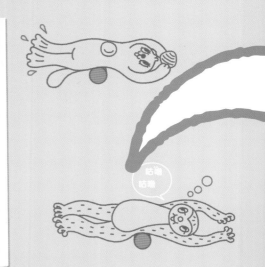

PART 1

只需一次，
您就能实际感受到
骨盆枕的效果。
腹部线条绝对会发生
意想不到的变化！

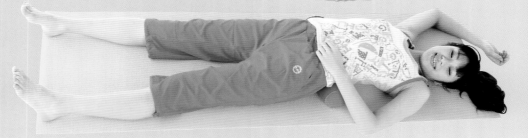

把骨盆枕充好气，垫在腰下仰卧其上，仅需一次，肚子就会明显变小，我身边已经出现了很多这样的朋友。要说这是人类瘦身史上最快的方法也不为过。

接下来就请朋友们和我一起尝试骨盆枕的基本练习吧。用不了多久您就能感受到它的效果。

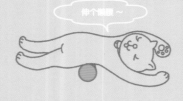

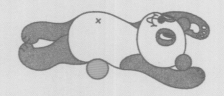

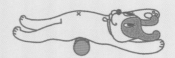

现在就用骨盘枕

只需躺在
骨盘枕上
马上瘦肚子

骨盆枕的使用方法

赶快把随书附赠的

『**极品骨盆枕**』拿出来吧！

非常简单！
只要掌握窍门，骨盆枕使用起来

最初，我将毛巾卷成卷，为患者进行治疗，这个毛巾卷就是骨盆枕的鼻祖。我在毛巾卷的基础上，经过反复试验，最终设计出了您看到的这款"极品骨盆枕"。它充气后的大小以及手感，都是我精心考虑过的。用了这个骨盆枕，您可以瘦全身，也可以瘦局部，总之，就是想瘦哪里垫哪里。

只要充好气，骨盆枕就可以使用了。充气阀是经过精心设计的，在训练过程中，即使不小心将阀门打开，内部空气也不会泄漏出来。但也正因为如此，充气时还有些小技巧。所以请您先阅读下面的充气方法。另外，如果充气过多的话，骨盆枕的高度和硬度都会增加，有腰痛病史的患者使用，有可能造成腰痛症状的加剧。因此，垫在腰下使用时，如果感觉不适，请给骨盆枕适当放气，以调节其高度和硬度，直到自己感觉舒适为止。

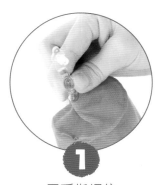

① 用手指捏住骨盘枕的充气阀

首先用大拇指和食指或中指用力捏住充气阀的根部，让充气阀的瓣膜打开。否则，气体是充不进去的。

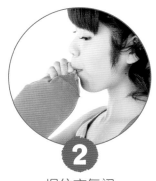

② 捏住充气阀的同时向里吹气

捏住充气阀的同时，向骨盘枕里吹气。如果吹气比较费劲的话，应该适当调整手捏充气阀的位置。

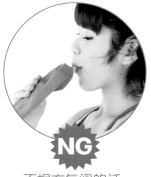

NG 不捏充气阀的话，空气是充不进去的

如果不用手捏住充气阀的话，不管再怎么用力，也难以将空气吹入骨盘枕内。正确姿势应该是一只手捏充气阀，另一只手托住骨盘枕。

骨盘枕 的 充气方法

骨盘枕内充气标准

OK

用手指按压，会稍微凹陷。

想知道骨盘枕内的空气充到什么程度了，只需用手指按压一下即可。如果按压的时候，骨盘枕会稍微凹陷，那就说明气充得刚好。

NG

充气后变得硬邦邦，就不好了。

如果用手指按压，感觉硬邦邦的，就说明充气过度了，必须适当放气。

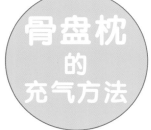

在为骨盘枕充气的时候，注意不要让骨盘枕的直径超过10厘米。

⚠ **注意：不要过度充气！**

在进行最基本的腹部减肥训练时，金黄色的星星应该位于肚脐正下方的腰部。

10

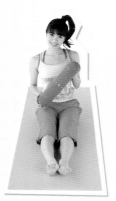

使用"极品骨盘枕"时的注意事项

使用骨盘枕进行瘦身锻炼,只需躺着就可以完成,虽说非常简单,但绝不能因为简单,就长时间锻炼,也不能忍着疼痛或不适坚持锻炼!请朋友们按照下列使用规则,轻松、愉快地来瘦身吧!

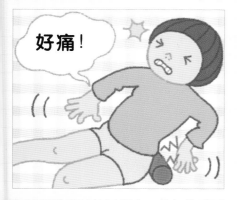

> 好痛!

在使用骨盘枕的过程中,若身体感到疼痛或其他不适,请马上停止使用。

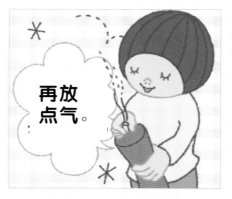

> 再放点气。

如果感到骨盘枕太硬或太高,可以通过放气进行调节。

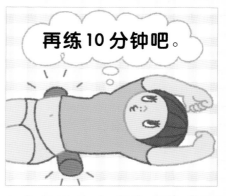

> 再练10分钟吧。

一次锻炼以5分钟为宜。注意时间不要太长。

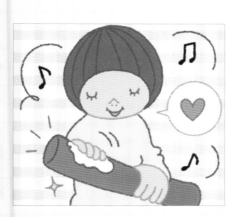

当骨盘枕出现污渍的时候,可以用湿毛巾轻轻擦拭。

(请不要让骨盘枕接触各种化学溶剂)

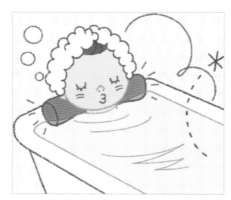

请不要将骨盘枕用于本书介绍的瘦身训练之外的用途。

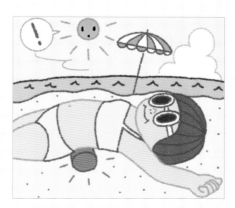

本骨盘枕仅限于室内使用。
请不要在户外使用。

※ 身体患病的朋友,在使用本骨盘枕之前请先向医生进行咨询,医生同意之后方可使用。
※ 请根据自己的身体状况运用本书建议的骨盘枕瘦身法,切勿勉强。

11

一次5分钟，即可瘦腹!
骨盘枕瘦身法 START!

使用骨盘枕瘦身法，可以缩小骨盆的开度、提升下垂的内脏，因此，锻炼一次就能看到腹部明显变小。所以，希望您在锻炼前后分别用卷尺测量一下腰围，然后进行对比，就能看出效果了。另外，使用骨盘枕锻炼，不要在松软的席梦思床上进行，要在比较硬的床或地板上练习，以防骨盆下沉。

基本的腹部减肥计划

一天锻炼 2 ～ 3 次，每次控制在 5 分钟以内。另外，如果在锻炼过程中感到腰部不适，请立刻停止锻炼，并休息、观察!

1 采取坐姿，双腿并拢向前伸直，将骨盘枕紧贴臀部放置

双腿并拢伸直坐在地板上，背部挺直。将骨盘枕放在臀部后面，紧贴臀部。骨盘枕上的星星标记要调整到正确的位置，以确保躺下之后，星星标记刚好在肚脐的正下方。

Point!

躺下之后，要确保星星标记刚好在肚脐正下方。

2 双手按住骨盘枕的同时，让上半身向后躺下去。

为防止骨盘枕移位，用双手按住骨盘枕，同时慢慢让上半身向后躺下去。躺下之后，骨盘枕应该刚好垫在腰部位置。

Point!

双手按住，防止骨盘枕移位。

3 全身放松，有意识地让腹部凹陷下去

身体躺下来之后，骨盘枕的中央（星星标记）应该位于肚脐的正下方，这才是正确的位置。如果感觉到腰痛，可以给骨盘枕适当放气，以调节其高度。这个姿势的要点是有意识地让腹部凹陷下去，即主动收腹。

从上面俯视的话，肚脐应该处于骨盘枕的正中央。

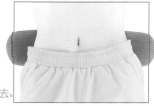

Point! 有意识地让腹部凹陷下去。

 注意! 如果在这个步骤的练习中感觉腰部不适或出现疼痛的话，请给骨盘枕适当放气，以降低其高度!

12

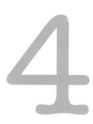
4 双足足尖并拢，双脚形成"八"字形，双臂向后伸直于头顶上，手掌心朝下尽量贴在地板上

将左右脚的大脚趾并拢，双脚形成"八"字形。然后将双臂向头顶上方伸直，手掌心朝下，两手小指并拢，尽量让掌心贴在地板上。以这样的姿势保持5分钟。如果感觉这个姿势比较困难，难以一口气坚持5分钟的话，可以中途休息几秒钟，然后继续。

以这样的姿势保持 5分钟

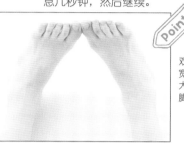

双脚分开与肩同宽，此时将两脚的大脚趾并拢，让双脚形成"八"字形。

双脚形成"八"字形

视线竖直向上 Point!

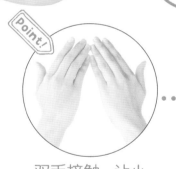

双手接触，让小指尽量并拢

双手在头顶上，手腕向下翻转，两手小指尽量并拢，手掌也要尽量贴在地面上。这个姿势可以使肋骨尽量向上提。

结束之后，将身体侧过来，起身，将骨盘枕拿出

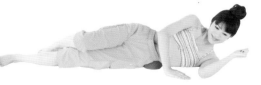

5分钟之后，用腹肌的力量将上半身侧过来，然后用肘部支撑身体慢慢起来。

骨盘枕的位置应该在这里

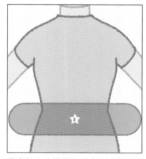

骨盘枕上的星星标记应该处于肚脐的正下方。在躺下的时候，为防止骨盘枕位置发生移动，应该用双手按住骨盘枕。

注意!
● 如果在锻炼的过程中感到腰部疼痛，那么即使没到5分钟也要立即停止锻炼。
● 如果一开始感觉动作难以做到位，可能是骨盘枕太高的缘故，可以给骨盘枕适当放气。
● 如果持续5分钟感觉吃力的话，可以练习1分钟然后休息10秒钟，反复进行5次。

腰间的赘肉和凸起的肚子，瞬间消失吧！
骨盘枕腹部减肥应用篇

通过前面的基本训练，相信您的腹部已经开始变紧实了。
接下来，我们就要针对让很多朋友感到苦恼的腰间、下腹、
上腹的肥肉，进行集中训练！按照下面的训练动作练习一段
时间，保证让您的腰腹线条有翻天覆地的变化！

描绘性感腰部曲线
消除腰际外凸赘肉

每次一穿裤子，腰际都会挤出两团
赘肉，真是令人苦恼。只要使用骨
盘枕做侧躺操，就可以消除从胸部
下方到腰际之间的赘肉。

1 将骨盘枕放在内凹的腰际处，侧躺下来

让左侧身体贴着地面侧坐下来，将骨盘枕放在
内凹的腰际处，左手撑地支撑上半身，右手按
住骨盘枕防止其移位。然后慢慢将上半身侧躺
下来。

骨盘枕的位置

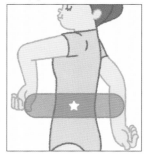

骨盘枕应该放在内凹的腰际处，
髋骨上方要紧靠骨盘枕的下侧。骨
盘枕上的星星标记应该正对腰际的
中心。

2 将处于身体下方的左臂以及双腿都伸直，手掌尽量前伸，脚面也要绷直，保持这个姿势

将处于身体下方的左臂伸直，手掌贴于地面，并尽
量向头顶上方伸直。双腿伸直，脚面绷直。此时应
该能感觉到身体的整个左侧面都处于极度伸展的状
态。保持这个姿势2~3分钟。另一侧重复同样的动作。

🕐 保持2~3分钟

Point! 将手臂尽量向上伸直，让腰部得到充分延展。

1

将骨盘枕放在肋骨下方，然后平躺其上

将骨盘枕横放在背部，刚好在最下面一根肋骨的正下方。在向后躺下的过程中，记得要用手按住骨盘枕，以防止其移位。

骨盘枕的位置

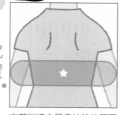

本节训练中骨盘枕的位置要比第13页的基本姿势中的位置稍微往上一点。骨盘枕刚好在最下面一根肋骨的正下方。骨盘枕上的星星标记应该对准脊椎中心。

让腰部线条更优美！
打造完美葫芦腰

脂肪不是造成水桶腰的唯一原因，下垂的内脏也不容忽视。本节训练主要为提升内脏位置，还腰部一个完美曲线。

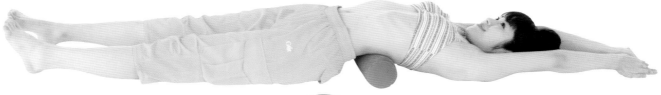

⏱ 坚持5分钟

2

双臂上举，双手掌心尽量贴在地面上

手臂的动作与第13页基本姿势中的相同，双臂上举，两手小指并拢，掌心尽量贴于地面。两脚的大脚趾并拢，双脚形成"八"字形。视线竖直向上。以这样的姿势保持5分钟。

将骨盘枕放在胃部下方，让身体慢慢俯卧其上

采取俯卧姿势，将骨盘枕放在胸口窝下方的胃部，慢慢将上半身也趴下来。双腿张开比腰略宽，全身放松。

1

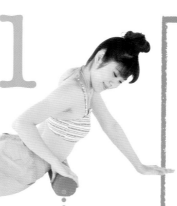

告别幼童体型！
让凸出的上腹部变平坦

上腹部向外隆起，大多是因为胃部下垂造成的。只要一吃饱，这个部位就会凸显出来，非常难看。利用骨盘枕就可以提升胃部位置，从而让上腹部变平坦！

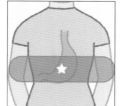

骨盘枕的位置

将骨盘枕上的星星标记对准胃部的中心，俯卧其上。注意，吃饱饭后按这个姿势锻炼的话，可能不太舒服。所以，应该在饭后两小时左右再做这项练习。

2

双手向前方张开，双腿也张开，并放松

俯卧在地板上，双手向前方张开，似欢呼状，双腿自然张开，并放松。根据个人习惯，脸部可以朝向左右任何一侧，锻炼过程中，可以改变脸的朝向。保持这样的姿势5分钟。

⏱ 坚持5分钟

脸部朝向哪一侧都可以。
练习过程中如果感觉颈部疲劳，可以改变脸的朝向。

Point!

为什么如此轻松就能瘦身？

我们来分析一下用骨盘枕躺着练习就可以矫正骨盆并瘦身的秘密

骨盘枕瘦身法可谓立竿见影，有些朋友仅仅练习一次腰围就缩小了 5 厘米。使用骨盘枕躺着练习，可以矫正骨盆，坚持练习的话，歪曲的骨盆就可以恢复到正常位置。接下来，我们就一起分析一下矫正骨盆并瘦身的原理。

不正确的姿势使我们的骨盆开度逐渐变大

"我的肚子越来越凸出，怎么锻炼也不见小""最近我用了很多方法减肥，可就是没有效果"……如果您也有类似烦恼的话，那您的肥胖很有可能是因为骨盆的开度变大造成的。

我们骨盆的活动也有生理周期，比如，在一天之中，早晨起床时的骨盆开度最小，而活动了一天，到了晚上，骨盆开度就变大了。也就是说，我们白天生活的时候，骨盆会发生歪曲变形，但夜间睡觉的时候，身体会自动矫正骨盆的变形。但是，如果在日常生活中，不正确的姿势形成了习惯，长时间让骨盆处于变形状态的话，那么人体自身的修复能力也无济于事了。骨盆就会长期处于开放状态，难以闭合。

不正确的姿势会助长骨盆的歪曲变形！我们人体前侧和后侧的肌肉力量达到平衡，身体才能保持健康的正直姿态。也就是说，只有将身体前侧、后侧、两侧的肌肉锻炼到平衡的程度，才能矫正歪曲的体态。可是，在我们的日常生活中，一般身体前侧的肌肉使用比较多，根据"用进废退"的原理，后侧的肌肉就容易变弱。当身体后侧的肌肉衰弱到无法支撑身体的时候，人体就再也无法保持正直的姿态，长此以往，骨骼也就会发生歪曲，骨盆的开度越来越大。

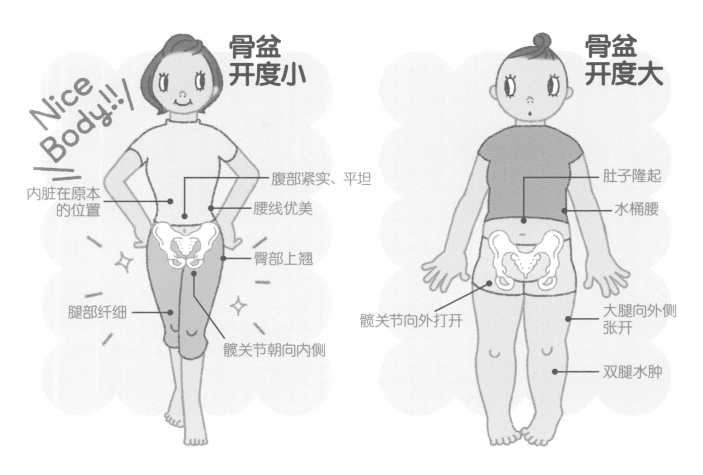

Nice Body!!!

骨盆开度小

内脏在原本的位置
腹部紧实、平坦
腰线优美
臀部上翘
腿部纤细
髋关节朝向内侧

骨盆开度大

肚子隆起
水桶腰
髋关节向外打开
大腿向外侧张开
双腿水肿

使用骨盘枕瘦身的秘密

躺在骨盘枕上，伸直双臂、双腿
就可以立即收到瘦身效果的锻炼方法
为什么会有如此简单的瘦身方法呢？下面就为大家做出解答。

经年累月的不良习惯
导致骨盆、骨骼发生歪曲

进而，由骨盆、骨骼支撑的
内脏器官的位置发生下移

致使体内废物难以排出体外
新陈代谢降低，
人体便会发胖

日常生活中的不良习惯容易造成我们后侧的肌肉力量变弱，从而使身体难以保持笔直。表面上的结果就是驼背，但驼背的姿势又导致肋骨、骨盆横向张开。进而，骨骼所保护的内脏器官就会下移，功能也会变差。这样一来，人体的新陈代谢就会变慢了，人发胖只是个时间问题。

使用骨盘枕　　　进行练习的话……

骨盘枕使骨盆开度变小
内脏器官回到原来的位置

躺在骨盘枕上进行锻炼，骨盆和肋骨的开度变小，各个内脏器官都回到了原来的位置。内脏器官归位后，功能运转良好，新陈代谢效率就会提高！

骨骼闭合起来之后
身体的线条
就变得优美

骨骼闭合起来之后，原来横向扩散的赘肉也开始向中央靠拢，身体线条自然就变优美了！髋关节朝向内侧之后，腿也会随之变细。

骨盆开度大、内脏器官就会下移、
位置不对、运转不灵、
就会造成新陈代谢变慢！

为什么骨盆开度大，人就容易发胖？其中有几个原因。首先，骨盆和肋骨等横向扩张的话，就会沿着骨骼滋生赘肉，因此人体也跟着横向发展，这就是变胖。尤其是骨盆和肋骨，从构造上说，它们是左右对称的，因此很容易横向张开。如果在日常生活中不注意姿态的话，比如经常弯腰弓背，就会给骨骼造成负担，从而使骨盆、肋骨发生横向扩张。

再有，当骨盆、肋骨横向张开之后，收纳在其中的内脏器官在重力的作用下就会下垂。结果，脏器的运转也受到了影响，人体新陈代谢变慢，燃烧脂肪的速度自然就降低了。骨盆开度增加的同时，内脏本身的功能也变差了，于是，体内废物排出的速度也随之下降。综合上述原因，人体内脂肪淤积，身体渐渐变得臃肿不堪。

使用骨盘枕躺着练习
骨盆开度变小、自然变瘦

想要消灭肥胖的元凶——"骨盆开度过大"，让骨盆重新闭合起来，最简单的方法就是"骨盘枕瘦身法"。本来，矫正变形的骨盆，需要相当高的专业知识和技巧，对一般人来说很难完成。但是，有了骨盘枕之后，只要把它垫在身体的下面，就可以将横向张开的骨盆闭合起来。而且，在我的锻炼方法中，还强调双脚要形成"八"字形，这个动作可以在收缩骨盆的同时达到调节髋关节宽度、让下腹和大腿变苗条的作用。另外，双臂上举、两手小指并拢的动作，可以让肋骨收窄，调整上半身的线条。也就是说，即使只进行骨盘枕瘦身法的基本动作训练，也可以同时矫正肋骨、骨盆和髋关节，让全身减肥成为可能。但是，虽说骨盘枕瘦身法见效很快，但如果不坚持锻炼的话，只要过一两天，身体又会变回"原形"。所以，骨盘枕瘦身法必须每天坚持，让自己的身体记住骨盆闭合的状态。

提高锻炼效果的要点大检阅！

骨盘枕瘦身法

什么时候锻炼效果最佳？什么时候不宜锻炼？接下来将以问答的形式为读者朋友们介绍提高骨盘枕瘦身法锻炼效果的要点。遵守规则，高效瘦身！

Q 一天锻炼几次比较合适？

A 一天2～3次即可。
一天一次也行，只要天天坚持。

一次5分钟，一天锻炼2～3次就可以。但是，与心血来潮一天锻炼多次，然后三天打鱼两天晒网相比，一天一次，天天坚持，效果更好。使用骨盘枕将骨骼和内脏的位置调整到健康位置后，如果不加以巩固的话，只一天时间，它们又会回到歪曲的位置。

Q 什么时候锻炼效果最佳？

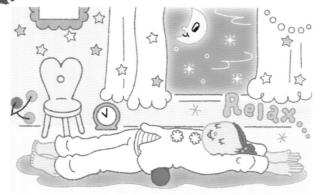

A 睡前或沐浴后，
身体极其放松的时候，
锻炼效果更佳。

身心都很放松的睡前和沐浴后，人体肌肉处于非常放松的时候，此时使用骨盘枕进行锻炼的话，更容易让骨骼恢复到正确的位置。但是一定要注意，千万不能垫着骨盘枕就睡着了。

Q 一次锻炼5分钟以上可以吗？

A 一次最多5分钟

因为超过5分钟，效果还是一样。

一次锻炼如果超过5分钟的话，有可能造成腰痛等不良后果。而且，一次锻炼的时间再长，效果还是和5分钟差不多，因此没有必要长时间锻炼。另外，如果锻炼时间不足5分钟就出现腰痛等不良现象的话，应该立刻停止锻炼！或者给骨盘枕适当放气，降低它的高度再进行锻炼。不要勉强自己，在最舒服的状态下锻炼，效果才最好。

Q 可以在松软的床上使用骨盘枕锻炼吗？

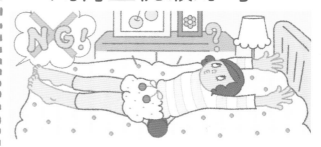

A 不可以在松软的床上锻炼。
可以在瑜伽垫或地板上锻炼。

如果在富有弹性的席梦思床或松软的棉被上进行锻炼的话，骨盘枕会凹陷下去，这样锻炼的效果就大打折扣了。所以，应该选择在比较硬实的地板或瑜伽垫上进行训练，即使把全身的重量压在骨盘枕上，它也不会凹陷下去。另外，如果在光滑的地板上进行锻炼，骨盘枕容易发生滑动移位，所以在躺下去的时候，一定要用手控制好骨盘枕的位置。

Q 骨盘枕瘦身法对于腰痛也有疗效吗?

A 虽然有朋友用过之后说可以缓解腰痛，但我还是建议您如果在锻炼过程中感觉到腰痛的话，

就应该停止锻炼!

虽然有的朋友使用骨盘枕之后告诉我："我腰痛的毛病好多了。"但我还是建议您如果在锻炼过程中感觉到腰痛的话，就应该立即停止锻炼。如果平时您感觉伸展腰部就比较舒服的话，可以先将骨盘枕充少量的空气，从较低的高度开始练习。另外，一个动作结束后，如果猛然起身也容易造成腰痛，所以应该先侧过身然后再慢慢起身。

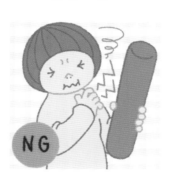

Q 骨盘枕瘦身法除了瘦腹之外，还有其他什么效果吗?

A 还可以消除便秘，防止饮食过量，减轻肩膀酸痛、颈部僵硬等身体不适。

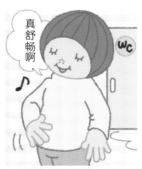

通过骨盘枕瘦身法的锻炼，人体的骨盆和肋骨开始向中央闭合，内脏也随之回到了应有的位置。因此，内脏器官的功能就得到了恢复，比如肠道的蠕动增加，便秘自然就消除了。除此之外，因为胃部回到了正常的位置，受到肋骨的约束，也就不会饮食过量了，因为稍微吃多就会感觉撑。再有，血管不再受歪曲骨骼、肌肉、脏器的压迫，血液循环加快了，体寒自然也就治好了。肩膀酸痛、脖子僵硬等老毛病，也在血液循环加快的情况下得到了改善，这些都是实践骨盘枕瘦身法的朋友反馈给我的好消息（具体方法请参照本书PART4）。

Q 怀孕中或刚生过孩子，能用骨盘枕进行锻炼吗?

A 怀孕中不行。产后一个月，可以根据自己的情况开始锻炼。

怀孕中以及有可能怀孕的时候，就不要进行骨盘枕瘦身法的锻炼了。另外，因为分娩时骨盆开度会增大到最大限度，而骨盘枕瘦身法有让骨盆闭合的功效，所以，骨盘枕瘦身法非常适合产后减肥。产后一个月左右，可以在获得医生许可的基础上，使用骨盘枕进行锻炼，但切记不可过量。进行锻炼之后，保证您能感受到骨盘枕瘦身法给身体带来的变化。

Q 骨盘枕基本锻炼法、局部瘦身和消除身体不适的锻炼，可以同时进行吗?

A 要先进行基本锻炼，然后再做其他锻炼。

骨盘枕基本锻炼法旨在全身减肥。如果您还有其他部位需要减肥的话，可以在进行完基本锻炼之后再做局部锻炼。如果您想通过骨盘枕锻炼消除身体的不适，那也要先进行基本锻炼，然后再有针对性地进行消除不适的锻炼。不过，如果在锻炼过程中，有身体疼痛的感觉，就应该马上停止锻炼。

Q 除了女性之外，男性和孩子可以用此法锻炼吗?

A 骨盘枕瘦身法可以提高男性新陈代谢水平，对孩子的生长发育也有好处!

因为骨盘枕瘦身法可以有效调节内脏功能，因此男性朋友锻炼的话，可以提高新陈代谢水平。当然，对于肩膀酸痛、精神紧张等也有缓解作用。所以，我建议夫妻二人在家里同时锻炼。另外，用骨盘枕锻炼，还可以对神经形成良性刺激，所以对孩子的大脑、身体的生长发育都有好处。

PART 2

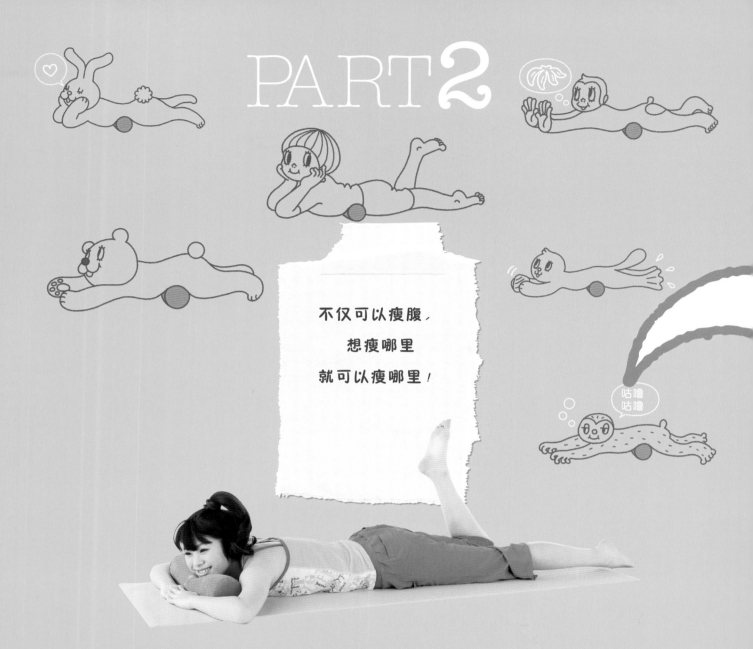

不仅可以瘦腹，
想瘦哪里
就可以瘦哪里！

咕噜咕噜

通过基本的骨盘枕锻炼，您已经打造了一个不容易发胖的体质，接下来就来挑战一下局部瘦身锻炼吧！基本骨盘枕锻炼加局部瘦身锻炼，保证给您一副令女人羡慕、令男人仰慕的曼妙身材。

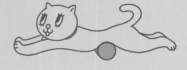
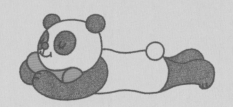
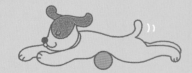

骨盘枕还能让您变得更瘦！

骨盘枕
局部瘦身法

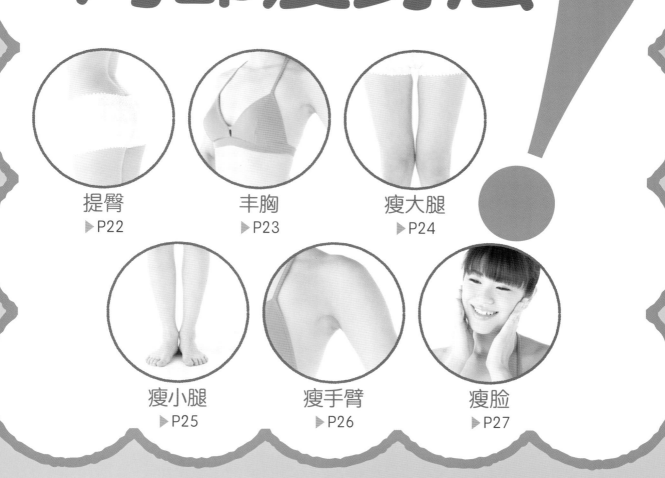

提臀
▶ P22

丰胸
▶ P23

瘦大腿
▶ P24

瘦小腿
▶ P25

瘦手臂
▶ P26

瘦脸
▶ P27

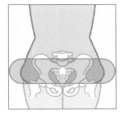

将骨盘枕放在骨盆的前侧，即身体的前面。让骨盘枕上的星星标记对准耻骨。耻骨即下腹部向前凸出的骨头。

让下垂的臀部再次翘起来！
打造性感**小翘臂**

随着年龄的增长，再加上运动不足、久坐的关系，女性的臀部会渐渐下垂，并横向发展。如果能让肥大的臀部向中央集中，并随骨盆紧实上提，便可找回年轻时性感的小翘臂。骨盘枕可以帮您实现这个梦想。

1

采取俯卧姿势，将骨盘枕横向垫在耻骨下方，然后抬起小腿做屈膝练习

采取俯卧姿势，将骨盘枕横向垫在阴部上方一点的位置。将骨盘枕上的星星标记对准耻骨。双臂交叠垫在下巴下。将右侧膝盖弯曲，抬起小腿，让脚跟尽量靠近大腿。这样的姿势保持3～5分钟。

🕐 保持 3～5 分钟

默数 10 秒

2

采取俯卧姿势，
膝盖伸直，向后抬起整条腿

在动作1的基础上，将右腿膝盖伸直，向后抬起整条右腿，尽力抬到自己所能抬的最高位置。保持这个姿势，心中默数10秒，然后放下右腿。换左腿重复同样的动作。

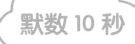

让小腿尽量靠近大腿后侧！

3

双侧小腿向大腿后侧靠近

骨盘枕的位置不变，双腿膝盖弯曲，将两条小腿向后抬起，小腿尽量向大腿后侧靠近。保持这个姿势3～5分钟。可能的话，尽量将膝盖抬离地面，这样效果更佳。

🕐 保持
3～5 分钟

提高乳峰位置，
拥有货真价实的丰满乳房

肩胛骨歪斜、向外打开的话，胸部就会横向发展，变得松软而下垂。如果让肩胛骨向内侧闭合的话，胸部自然会向中央靠拢，从而塑造出紧实上挺的丰满乳房！

采取仰卧姿势，让胸部上提

采取仰卧姿势，双脚分开与肩同宽。将骨盘枕横向垫在胸部最高点的背面。用一手向上推另一侧的胸部。动作就像穿胸罩时，把胸部推入胸罩中。

骨盘枕的位置

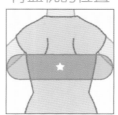

将骨盘枕上星星标记对准胸部最高位置的中心。大约就在肩胛骨的下方。骨盘枕横向放置，注意防止移位。

1

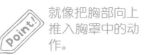

就像把胸部向上推入胸罩中的动作。

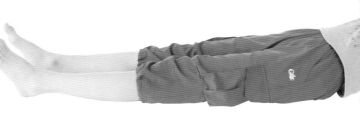

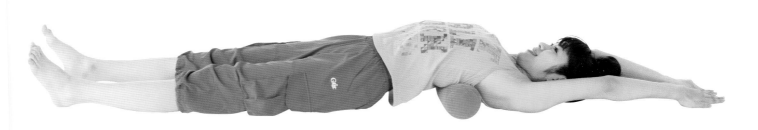

2

双臂向头顶上方伸直，让胸部提到最高位置

双臂向头顶上方伸直，两手小指并拢，掌心朝下尽量贴在地板上。双腿放松。保持这样的姿势3～5分钟。如果做起来感觉有些困难的话，可以从1分钟起步。

🕐 保持 3～5 分钟

让横向发展的大腿变紧实！
让臃肿的大腿变得**苗条优美**

随着年龄的增长和不良习惯的影响，人的骨盆渐渐打开，这样一来，髋关节和膝关节也随之朝向外侧，结果就是大腿横向发展，变粗变胖。而骨盘枕可以对骨盆、腿骨同时进行矫正，一次性还您性感美腿！

采取仰卧姿势，左膝弯曲，左小腿向身体侧面折回

将骨盘枕横向垫在腰间最细的部位，身体慢慢仰卧其上。将左膝弯曲，左小腿向身体侧面折回，双臂自然置于身体两侧，放松。这个动作一开始时坚持1分钟即可，以后慢慢延长时间，保持3分钟是最终目标。

🕐 保持 1～3 分钟

骨盘枕的位置

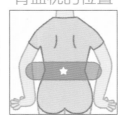

将骨盘枕垫在腰间的最细部位，上面的星星标记对准此处的腰椎骨。骨盘枕横向放置，注意防止移位。

1

膝盖的内侧要贴于地板上 **Point!**

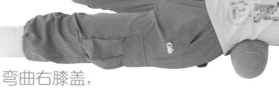

2

弯曲右膝盖，全身放松

保持骨盘枕的位置不变，把左腿伸直，换右膝弯曲，让右小腿向身体侧面折回，注意膝盖内侧要贴于地板上。双臂自然置于身体两侧，放松。这个动作一开始时坚持1分钟即可，以后慢慢延长时间，保持3分钟是最终目标。

🕐 保持 1～3 分钟

消除浮肿和疲劳！
告别萝卜腿，获得纤细小腿

淋巴循环不畅的话，水分就容易淤积在小腿部位，形成浮肿，使小腿看起来很胖。只需将骨盘枕垫在小腿下方，伸展、弯曲脚背，就能让小腿变纤细！

骨盘枕的位置

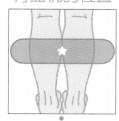

将骨盘枕垫于小腿的中段位置，双腿并拢置于骨盘枕上。骨盘枕上的星星标记应该位于左右小腿并拢时相互接触的位置。

1 采取仰卧姿势，双腿伸直，脚尖绷直

将骨盘枕垫于小腿的中段位置，采取仰卧姿势。双腿并拢，双手自然放置于身体两侧，全身放松。双腿伸直，脚尖也尽量绷直。

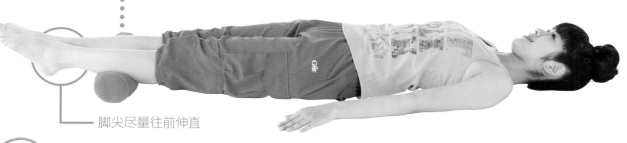

脚尖尽量往前伸直

20次

Point!

尽量让脚跟向前突出

2 骨盘枕垫于两侧小腿下方，脚跟尽量向前突出

身体保持动作1中的姿势，活动踝关节，将脚面勾回，尽量让脚跟向前突出。然后重复做绷直脚尖、勾脚背的动作20次。如果感觉累的话，可以停下来稍事休息。其实只要把骨盘枕垫于两侧小腿下方就会感觉很轻松。

以毫无松弛感的手臂为目标!
锻炼出两条纤细柔美的手臂

每当看到有人穿无袖上衣露出两条匀称的手臂时,我们都会羡慕不已。其实,不用羡慕别人,您也可以做到。使用骨盘枕进行锻炼,您也能拥有纤细柔美的手臂。而且,本节的锻炼方法对于消除肩膀酸痛和手臂疲劳也很有效。

1

将骨盘枕垫在左侧肩胛骨下方,将左臂往头顶上方伸出

采取仰卧姿势,双腿并拢,将骨盘枕纵向垫于左侧肩胛骨下面。右侧手臂自然放置于身体侧面,左手臂往头顶上方伸出,左手手掌朝下,尽量贴于地板上。以这个姿势保持2～3分钟。

🕐 保持 2～3 分钟

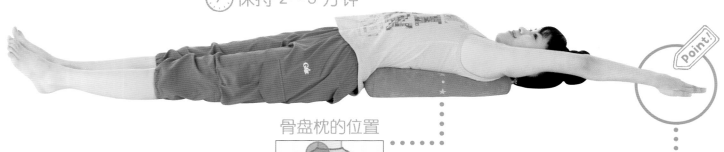

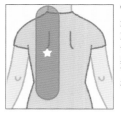

骨盘枕的位置

将骨盘枕平行于脊椎,放置在肩膀到肩胛骨的位置上。让骨盘枕上的星星标记对准肩胛骨的下方。另外一侧也是同样的位置。

手腕向内侧翻转,尽量让小指和整个手掌贴于地板上

Point!

Point!

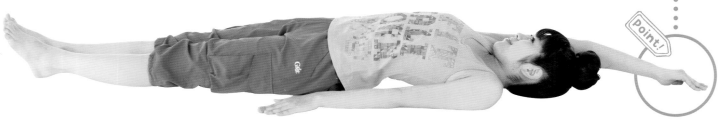

2

🕐 保持 2～3 分钟

将骨盘枕移到右侧肩胛骨下方,这次往头顶上方伸出右臂

将骨盘枕从左侧肩胛骨下方移到右侧肩胛骨下方。将左臂放下来自然放置于身体侧面。换右臂往头顶上方伸出,掌心朝下尽量将手掌贴于地板上。保持这个姿势2～3分钟。

1 将骨盆枕垫在颈下，
仰卧放松

采取仰卧姿势，将骨盆枕横向垫在颈下。放置骨盆枕的时候注意要用手按住，防止移位。双腿分开与肩同宽，全身放松。

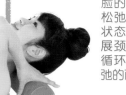

改善面部肌肉的松弛，
塑造一张**紧实**的小脸

脸的大小和脸部肌肉的松弛程度，与颈椎骨的状态有很大的关系。伸展颈部，改善颈部淋巴循环，可以有效改善松弛的面部肌肉。

将下颌扬起，伸展颈部，
并保持这个姿势

将双臂自然放置在身体两侧，放松。将下颌尽量向上扬起，伸展颈部。这个姿势保持5分钟，如果觉得困难，保持2～3分钟也可。

2 下颌尽量向上扬起，伸展颈部

🕐 保持 5 分钟 `Point!`

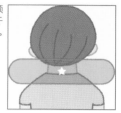

将骨盆枕横向放置在颈下，星星标记应该位于颈椎的中心。颈部放松。

骨盆枕的位置

1 采取俯卧的姿势，双手按住骨盆枕，将下颌骨放在骨盆枕上

采取俯卧姿势，双腿并拢，双手按住骨盆枕，将下颌骨放在骨盆枕的星星标记上。

消除双下巴！
雕刻清晰的下颌线条

多余的水分和废物淤积在下颌部，造成脸部线条松弛、下垂，是形成双下巴的主要原因。骨盆枕锻炼可以提高新陈代谢，加速多余水分和废物的排出，让下颌线条变清晰！

将双臂放在身体两侧，保持将下颌骨垫在骨盆枕上的姿势

将双臂放在身体两侧，双手掌心贴于地板上。下颌骨垫在骨盆枕上，肩膀和脖子放松。保持这个姿势5分钟。如果感觉脖子痛，就立刻停止锻炼，不必勉强。

🕐 保持 5 分钟

放松肩膀与颈部

2 `Point!`

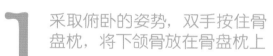

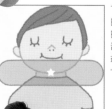

下颌骨应位于骨盆枕的星星标记处。锻炼的时候，感觉是将头部的重量都放在了骨盆枕上，脖子和肩膀一定不要用力。

骨盆枕的位置

使用两个骨盘枕进行锻炼，还能矫正O型腿，让身体长高

如果您为O型腿感到烦恼，或因个子不高而自卑，现在，我就告诉您一个解决这些问题的好办法。您可以向有骨盘枕的家人或朋友再借一个骨盘枕，使用两个骨盘枕同时进行锻炼，O型腿随即便可以矫正，个子也能有所增高！两个骨盘枕充入的空气要等量，然后放松双腿和上半身开始锻炼吧！

骨盘枕的位置

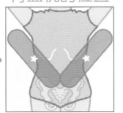

将两个骨盘枕分别垫在左右大骨盆下方，俯卧其上

我们身体两侧分别有两块凸出的骨头，用手就可以摸到，那就是大骨盆。将两个骨盘枕分别垫于左右大骨盆下，然后俯卧其上。双手交叠，垫在下巴下面。两腿放松，两脚的大脚趾接触，双脚呈"八"字形。保持这个姿势5分钟。

将两个骨盘枕斜着垫在骨头上部的骨头（即大骨盆，也就是腰部左右凸出的骨头）的下方，身体采取俯卧姿势。

矫正O型腿，还您一双 笔直苗条的美腿

形成O型腿的一个重要原因就是骨盆过度闭合，导致相关骨骼、肌肉不平衡。使用两个骨盘枕同时来锻炼，可以让僵硬的骨盆变灵活，从而还您一双笔直的美腿。

🕐 保持5分钟

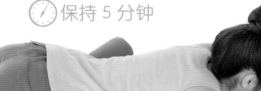

骨盘枕的位置

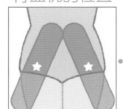

将两个骨盘枕分别垫在左右髋关节的下方，俯卧其上

将两个骨盘枕分别垫在左右髋关节的下方，身体俯卧其上。双手交叠，垫在下巴下面。两腿放松，两脚的大脚趾接触，双脚呈"八"字形。有意识地伸展髋关节。保持这个姿势5分钟。

将两个骨盘枕上的星星标记分别对准左右髋关节的中央，将骨盘枕斜着垫在身体下面。上半身和下半身都保持放松状态。

改善髋关节的歪曲！ 让身体长高

骨盆发生变形的话，髋关节也会跟着出现歪曲。如果能够改善髋关节的歪曲，那么腿骨和脊柱骨间的关节就能拉伸，从而使身高增加。有朋友就向我反馈，锻炼之后身高竟然增加了好几厘米。

🕐 保持5分钟

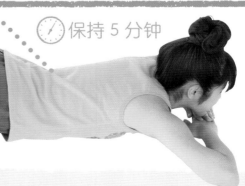

PART3

骨盘枕的体验者们连续不断地反馈来各种好消息!

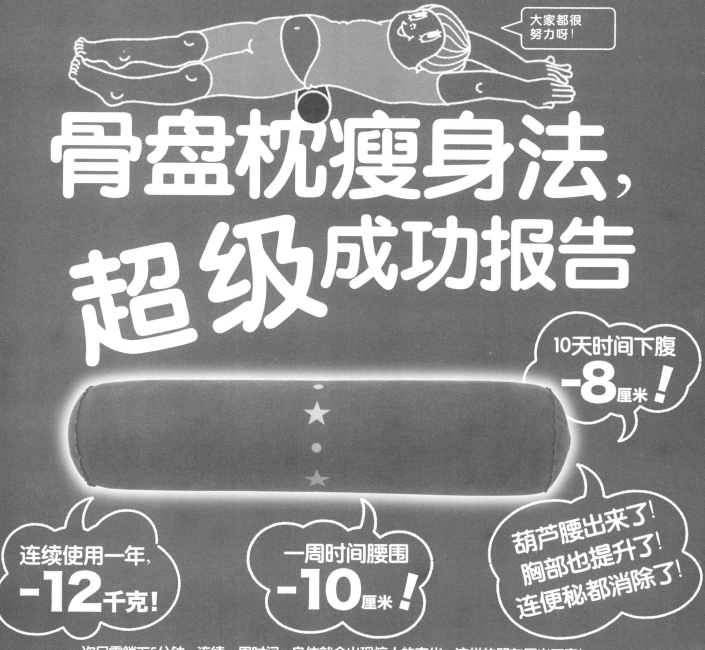

大家都很努力呀!

骨盘枕瘦身法, 超级成功报告

10天时间下腹 **-8**厘米 !

连续使用一年, **-12**千克!

一周时间腰围 **-10**厘米 !

葫芦腰出来了! 胸部也提升了! 连便秘都消除了!

一次只需躺下5分钟, 连续一周时间, 身体就会出现惊人的变化, 这样的朋友层出不穷!
什么时间适合锻炼? 身体又会出现什么样的变化?
接下来就为您介绍来自骨盘枕瘦身法体验者的成功报告!

**使用第二天的早晨，
肚子就明显凹下去了！**

生完第二个孩子后没过多久，我的体重就恢复到了孕前的水平。但是，肚子和腰部的赘肉却没有消除……

所以，在选衣服的时候，也只能选那些可以把腰腹隐藏起来的宽松运动服和长及膝盖的外衣。

于是我产生了减肥的念头，还专门买来了健身操的DVD，打算跟着锻炼。可是，每当我播放DVD准备锻炼的时候，孩子都会跑来给我捣乱，根本没法继续，所以只好放弃。于是我就想，如果能有一种非常简单的减肥法，耗时短、见效快，不受孩子干扰，又能瘦腹、瘦大腿就好了（笑）。

一次，我买的月刊《FYTTE》后面附赠了一个骨盘枕。介绍中说，只要躺在骨盘枕上面就可以瘦身，说实话，当时我对这种新产品的功效非常怀疑。我决定先尝试一下再说，结果令我非常意外的是，躺在骨盘枕上，做基本锻炼动作，对我来说竟然很困难。双臂举过头顶后，手掌朝下翻的时候非常困难，手腕都发出了咔咔的声音。但是，第一天我还是坚持进行了两次骨盘枕基本动作的练习，第二天早晨一起床，令人惊喜的事情发生了，我感觉到自己的肚子真的瘪下去了！竟然这么有效！这次我不再怀疑骨盘枕的作用了。

便秘消失了，每天都很舒畅！从那以后，每天早晨趁孩子们还没睡醒的时候，我都在他们旁边的地板上进行锻炼。

第六天，当我低头看自己的肚子时，与以前相比绝对凹下去了！我感动得差点流泪。现在，腰部两侧的骨头都凸显出来了，以前则是深深地藏在肉中。第七天我测量了一下身体的各个部位，结果发现，腹围减少3.8厘米、腰围减少2厘米、大腿围减少2厘米。只有一周时间就收到这样的效果，真是太了不起了！去年圣诞节的时候，我有一条低腰裙穿起来很紧，只能把它提得很高，穿起来才舒服。可是，低腰裙穿成高腰裙，自然非常难看。如今我的腰腹都瘦了，再穿那条裙子非常合身，也第一次穿出了那条裙子的风采。

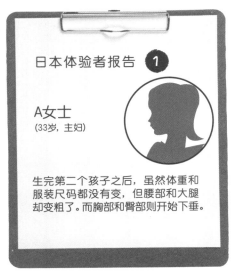

日本体验者报告 ①

A女士
（33岁，主妇）

生完第二个孩子之后，虽然体重和服装尺码都没有变，但腰部和大腿却变粗了。而胸部和臀部则开始下垂。

往下一看，发现凸出的下腹消失了！短短一周，腹围就减了**3.8**厘米！就连甜食也戒了！

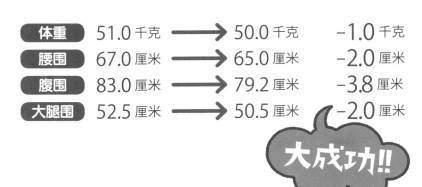

体重	51.0 千克 ⟶ 50.0 千克	−1.0 千克
腰围	67.0 厘米 ⟶ 65.0 厘米	−2.0 厘米
腹围	83.0 厘米 ⟶ 79.2 厘米	−3.8 厘米
大腿围	52.5 厘米 ⟶ 50.5 厘米	−2.0 厘米

大成功!!

**一天三次基本动作练习，
下腹明显变平了！**

我也尝试过很多减肥方法，但过不了多久就厌倦了，总坚持不下来。于是我总想找一种锻炼时间短而且见效快的方法，结果在不经意间找到了骨盘枕瘦身法。

躺着就能瘦身，我又想，这么简单就能减肥吗？于是半信半疑地开始了锻炼。第一天练了三次，第二天就感觉肚子凹下去了。

早饭前锻炼了一次，结果早饭吃得比平时少就饱了。也许是因为肚子拉伸了，胃回到了正常位置，"假食欲"就消失了（笑）。

而且，早晨就用骨盘枕锻炼的话，头脑感觉非常清醒，一整天都精神十足。

我每天早饭前锻炼一次，晚上锻炼两次，一天合计三次。锻炼时虽然只是躺着，但身体却处于极度伸展状态，一开始还真有点吃不消。后来习惯了，就感觉非常舒服了。因为我这个人没什么长性，为了坚持下去，我一边听音乐一边锻炼，5分钟的时间一转眼就过去了。第四天的时候，我的腰围减了1厘米，从外表看上去腰间的赘肉也少了很多。穿裤子的时候明显感觉宽松了，一扎腰带才发现，扣眼竟然需要往后退一个，真是太开心了！

大腿、小腿，也在有条不紊地变瘦！

锻炼的时候，我在基本动作练习的基础上，还加入了瘦脸、瘦腿的练习。在做瘦大腿练习时，我的腿弯曲起来很吃力，我觉得这肯定是骨盆变形造成的。坚持锻炼一周时间，我的大腿和小腿也在逐渐变瘦，虽然围度减少得不多，但看起来却明显细了。

一周日记

DAY 1 第一次尝试用骨盘枕锻炼。我看着书上的照片跟着做。看起来非常容易，但实际做起来却比想象中的难。

DAY 2 第二天就感觉肚子似乎凹下去了。早饭前又锻炼了一次，结果吃同样多的早餐这次感觉有点撑。我还加上了瘦脸和瘦大腿的练习。

DAY 3 一起床就拿出骨盘枕开始锻炼，当我把全身舒展开来的时候，感觉头脑特别清醒。我又加上了塑造腰线的练习，这次要让腰腹彻底瘦下来！

DAY 4 在练瘦腿动作的时候，我发现自己的腿弯曲起来有困难。左腿稍好一点，右腿非常困难。也许是骨盆变形的缘故吧。

DAY 5 扎腰带时，发现扣眼可以再向内侧退一个了，真开心！腰间的赘肉看起来也减少了。我一边听着音乐一边练习，身心都很放松。

DAY 6 不用看书也可以练习了，因为动作都记在了头脑中。舒展身体的感觉真好！为了练出翘臀，今天我挑战了向后弯曲小腿的动作。

DAY 7 穿以前的裤子宽松了不少。而且，一眼就能看出肚子比以前平坦了。今天加入了消除双下巴的练习，希望脸能变得更小。

日本体验者报告 ②

B小姐
（23岁，赋闲在家）

我想减去腰腹周围的肥肉，但不管用什么方法锻炼，结果都败给了我这三天打鱼两天晒网的性格。

短短一周腹围就减了4厘米！裤子变松了，皮带也要往后扣一格才行！

之前　　　之后

体重	63.0千克 → 62.7千克	**-0.3**千克
腰围	77.5厘米 → 74.5厘米	**-3.0**厘米
下腹围	93.5厘米 → 89.5厘米	**-4.0**厘米

过年的时候，吃了很多美食，可腰围还是减了10厘米！

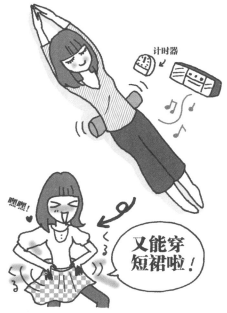

计时器

又能穿短裙啦！

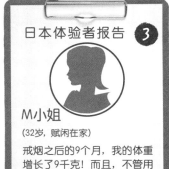

使用骨盆枕锻炼，每天都有新变化！

我从圣诞节后的12月末开始使用骨盆枕锻炼，随后便经历了新年等节日长假，过年过节自然有很多机会吃到美食。但是过完年，我一量腰围，惊奇地发现，在这一星期中腰围竟然减了10厘米！过年这段时间，我可是吃了很多好东西，而且还经常吃到撑，没想到竟然还能减肥，真是太神奇了！其实我每天只进行一次基本动作的锻炼，真没想到能收到这样的效果。

之前，我曾经进行过激烈的健身操减肥，腰围也曾减了3厘米，可是不但花时间还很疲惫，所以就没有坚持下来。而骨盆枕锻炼，只需躺着5分钟，非常简单，就连懒惰的我也能坚持下来。

现在，每天锻炼的时候，为了把握好5分钟的尺度，我还专门找来计时器。边听自己喜欢的音乐或收音机，边锻炼，5分钟很快就过去了。锻炼时如果感觉腰部有些不适，我会把骨盆枕里的空气放掉一些，降低高度继续锻炼。充气骨盆枕的好处就是可以根据需要调节高度，以减少受伤的概率。

锻炼起来心情愉快，所以容易坚持下去。
40多岁的我，新陈代谢已经比年轻时减缓很多，
尽管如此，我的下腹围还是减了3厘米！

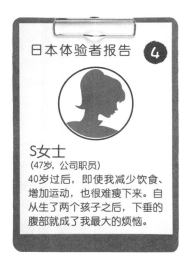

消除产后肥胖，骨盆枕比体育馆更有效！

人一过40岁，身体就和20岁、30岁的时候大不一样了，即使节制饮食、增加运动，也很难瘦下来。所以我一直认为，减肥对于40多岁的我来说，是一件很困难的事情。我每周会去体育馆运动1~2次，但身体并没有按照预期瘦下来。也正因为如此，当朋友向我推荐骨盆枕的时候，我根本不信它会有瘦身的功能。

但用骨盆枕实际练习一下才发现，当我把双臂上举，想将两手小指并拢的时候，异常地困难……我明显地感觉到，背部和手臂有强烈的拉伸感。同时，松弛的下腹也有提升感，这种感觉很舒服！虽然不知道能不能成功减肥，但锻炼起来很舒服，心情也很舒畅，于是就坚持了下来。最先出现的变化，是我的便秘得到了改善。于是我就知道，骨盆枕的基本练习动作，可以改善肠胃的功能。随后，我的手脚变得温暖了，这说明身体的血液循环得到了改善。再有，下腹在锻炼中不断受到拉伸，眼见着松弛的皮肤紧致起来了。像我这样产后腹部松弛的人，我觉得与锻炼腹肌相比，修复骨盆的变形更有用也更有效，所以骨盆枕最适合我们。最终，经过10天的锻炼，我的腹围减去3厘米。这比我在体育馆做激烈运动瘦身的效果还要好，真让人意想不到！

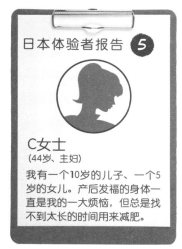

月经前身体容易浮肿，即便如此，我的下腹围还是减了2厘米！

我生完第一个孩子后，体重长了5千克，这5千克还没减下来就又生了第二个孩子，结果又重了5千克。生了两个孩子，我的体重总共重了10千克。生孩子之前，我算是一个苗条的人，所以从没考虑过减肥的问题，这次自己发福成这样，也必须得面对减肥的考验了。我非常不爱运动，而家里有老公、孩子，为了他们的营养，我也不能做太清淡的食物。所以通过节食减肥，对我来说也很难实现。这时，是骨盘枕拯救了我。骨盘枕锻炼不受时间、场地的限制，躺着就可以瘦身，非常适合懒惰的我！我向孩子借来秒表，设定了5分钟倒计时。但是，一开始，最基本的伸展动作对于久未运动的我来说，5分钟也难以坚持下来。最多只能坚持3分钟。仅仅是将两脚的大脚趾碰到一起，双手手掌贴地，身体就已经感到非常勉强了。不过，锻炼到第三天的时候，伸展腹部和背部就感觉轻松多了。5分钟也是一转眼就过了。从那时起，我腹部的线条开始逐渐清晰起来。

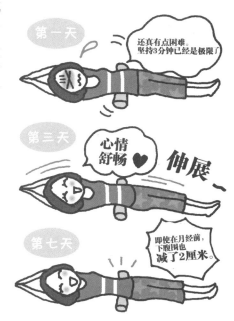

常年困扰我的后背痛，竟然消失了！
之前增加的2千克体重，只用一周时间就减掉了！

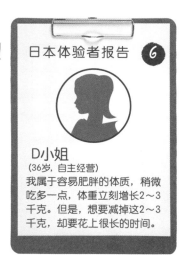

使用骨盘枕锻炼的第二天，大便就变得非常通畅！因为工作的关系，我的作息很不规律，经常因为情绪焦躁而向甜品寻找精神慰藉，可是吃后又会后悔。而且，我又不喜欢运动，身体就越来越胖。我心想，看来不采取点减肥措施，身体不知要胖成什么样。这时，听说有一种骨盘枕瘦身法，躺着就可以减肥，于是便抱着试试看的心态开始锻炼。

我把骨盘枕垫在腰下，躺在上面就感觉整个身体都很舒展。可能是肠子也受到了拉伸，马上放了个屁（笑）。第二天，大便就难得的非常通畅。以前，我的背部肌肉非常僵硬，刚开始锻炼时，因为拉伸到了背部肌肉，所以感觉有点痛，锻炼几天习惯了，就很舒服了。而且，常年困扰我的背部疼痛，也神奇地消失了！本来是以减肥为目的开始锻炼的，没想到还有额外的收获，把背痛的老毛病治好了。

实际上，在开始骨盘枕锻炼之前，我出去进行了一次美食之旅，结果回来体重就增加了2千克。我想，减掉这2千克肉恐怕是件很困难的事情。但是，使用骨盘枕锻炼一周之后，体重减掉了2千克。用这么简单的方法就能控制体重真是太好了。如今，我的腹围减了3厘米，穿衣服比以前好看多了。身体状况也有了改善，体重、体型都达到了理想状态。真是一举多得的好方法！

使用骨盆枕进行锻炼之后，我的大便变得通畅多了，我想这也是我能瘦身的原因吧。所以，对于想要瘦身的朋友，不知道使用骨盆枕是否也能收到我这样的效果，但绝对有尝试一下的价值。以前，因为不太在乎体型，所以胖到不行。有了骨盆枕之后，我并没有控制饮食，却能瘦1.5千克，这着实让我非常吃惊。我想，我的体重减轻应该没有别的原因，就是使用骨盆枕进行锻炼的结果。今后我会一直坚持下去的。（锻炼过程中，发呆的时候，时间过得比想象的要快，所以建议放一块手表在身边。）

北京体验者报告 ➐

使用一周时间，
体重减轻 1.5 千克。

蔡小姐
(33岁, 办公室一族)

每天早晚我会使用骨盆枕进行10～15分钟的锻炼，锻炼内容是骨盆枕基本瘦身锻炼，外加一两种局部锻炼。结果一周时间体重竟然减轻了1.5千克（原来体重为50多千克）。

北京体验者报告 ➑

生孩子之前的
裤子又能穿了！

高小姐
(32岁, 出纳)

在使用骨盆枕之前，我尝试过各种瘦身方法，但因为我家宝贝才3个月不到，又要照顾孩子又要锻炼身体，真的太麻烦，也抽不出太长的时间进行锻炼。所以，各种方法对我都没有效果，自己的锻炼热情也一落千丈。

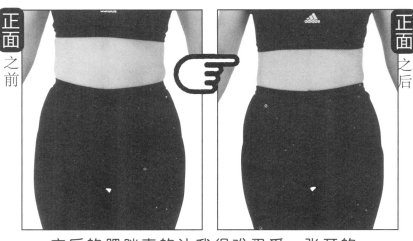

产后的肥胖真的让我很难忍受，张开的骨盆也很难收回去！

在这种情况下，我抱着试一试的心情开始了骨盆枕瘦身法，并按照书上的方法开始锻炼。

没想到，就在开始锻炼的第二天，我生孩子之前的裤子竟然能够轻松地穿上了。真是太令我吃惊了！所以，从那以后，我每天都坚持用骨盆枕进行锻炼，效果真不错。

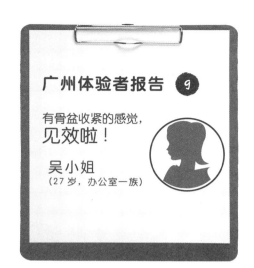

广州体验者报告 9

有骨盆收紧的感觉，
见效啦！

吴小姐
（27岁，办公室一族）

拿到书和骨盘枕我马上就按照书中的方法进行了锻炼。结果马上就见效了，真厉害！

按照书中测量骨盆开度的方法，我自然仰卧时，双脚的夹角超过了90度，说明我骨盆开度较大。可使用骨盘枕进行锻炼之后，当天晚上就有骨盆收紧的感觉。我知道这是我的骨盆发生了变化。我会坚持锻炼下去的。

我听说日本读者对骨盘枕瘦身法的评价很高，正好有朋友来推荐样品，就尝试了一下。开始锻炼之前，我先测量了一下自己的腰围、腹围和臀围。在拿到骨盘枕的当天，我早晚各练习了一次。练习后再测量，发现腰围减了2厘米、腹围减了3.5厘米、臀围减了4厘米。第二天早上再测，数值还在下降。这一天我很忙，所以没有进行锻炼，但晚上测量的时候，发现各个围度的数字又下降了。

才拿到书两天，就有这样的效果，真是太令我吃惊了！以前穿起来很紧的内裤，现在穿起来也不会有赘肉从腰间挤出来了。以前穿上牛仔裤后，简直蹲不下来，现在也活动自如了。

据说这本书在日本和中国台湾地区常常没货，说明大家都在抢购，也说明这种瘦身方法真的有效。我会继续锻炼，期待见到更好的效果。

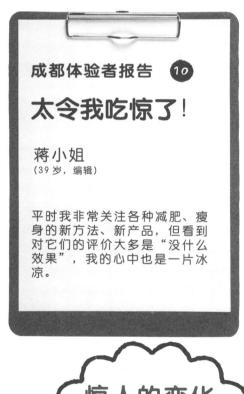

成都体验者报告 10

太令我吃惊了！

蒋小姐
（39岁，编辑）

平时我非常关注各种减肥、瘦身的新方法、新产品，但看到对它们的评价大多是"没什么效果"，我的心中也是一片冰凉。

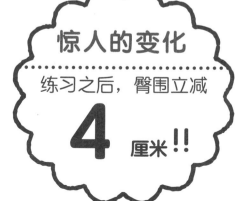

惊人的变化

练习之后，臀围立减

4 厘米**！！**

苹果、卷心菜、酸奶、魔芋、豆腐、加压训练、肥胖细胞检查……各种各样的减肥方法我都曾尝试过，可是每一次的结果都是——受挫！

体重秤上的数字在无情地上涨。这几年来，我的体重长了 10 千克，特别是正月里，因为吃得好又吃得多，体重又长了 5 千克。

于是，过完年，我开始用骨盘枕进行锻炼。因为骨盘枕是充气型的，所以带着它去海外旅行也很方便，到哪儿都能锻炼。每天睡前练上 5 分钟，什么事也不耽误。除了骨盘枕锻炼之外，每周我还断食一天。就这样两个月后，我的体重减轻了 6 千克。背部肌肉感觉很舒展，大腿也细了。特别是腰部一圈，效果非常明显。真的是躺着就能减肥。如此简单，以后我会天天坚持的！

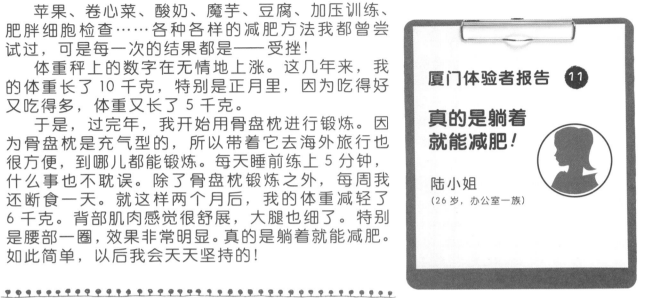

厦门体验者报告 11
真的是躺着就能减肥！
陆小姐
（26 岁，办公室一族）

我使用骨盘枕瘦身法一周之后发现，腰部和大腿有明显变瘦的迹象。而且，在这一周里，我还曾外出旅行，旅行期间还暴饮暴食，即使这样，还是起到了减肥效果。以前我还有腰痛的毛病，用骨盘枕锻炼之后，腰痛也得到了缓解。如此简单的方法，就能给身体带来这么大的变化，真是太令我吃惊了！

随书赠送的骨盘枕，充气就可以使用，放气后非常便于收纳，带着它去旅行也没问题。只不过，平时使用骨盘枕的时候，上面容易粘灰尘，需要经常清理。我在网上查了一下，其实可以自制骨盘枕。用毛巾卷成卷，也成了骨盘枕。我会继续坚持锻炼下去的。

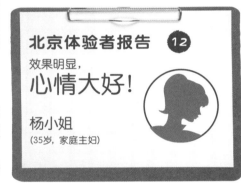

北京体验者报告 12
效果明显，
心情大好！
杨小姐
（35岁，家庭主妇）

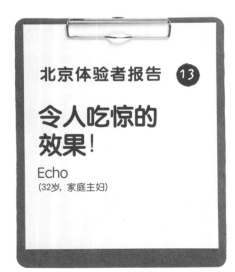

北京体验者报告 13
令人吃惊的效果！
Echo
（32岁，家庭主妇）

一开始我用毛巾卷成骨盘枕进行锻炼，第一次练下来，我测量腰围的时候着实吃了一惊，肚脐下方的腰围从锻炼前的 83 厘米减为 79.6 厘米。锻炼之前我本没抱多大希望，心想，反正也不难，就练一下试试，结果还真有效。锻炼的第五天，这次我不是在锻炼之后马上测腰围，而是休息了一段时间之后再测，结果腰围是 79.3 厘米，看来保持得不错。

我的锻炼方法是，前两天，每天只练骨盘枕基本动作，从第三天开始，除了基本动作之外，还会加上一个自己喜欢的动作。每天早晚各练一次。另外，骨盘枕锻炼之后，我还会做伸展运动 5 分钟左右。除了腰围之外，我感觉膝盖以上的大腿、臀部下侧，也都有紧实的感觉。

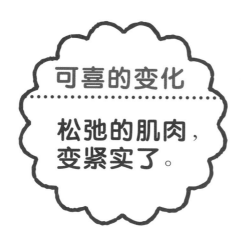

可喜的变化

松弛的肌肉，变紧实了。

我自己感觉，以前穿起来很紧的裙子，现在宽松了一些。自己对着镜子一照，也感觉苗条了一些。以前，因为我是寒性体质，下半身的淋巴循环不畅，所以腰腿经常痛，但自从开始使用骨盆枕锻炼，这个毛病就消失了。

第一次锻炼的时候，我以基本姿势保持了5分钟，结果感觉耻骨深处有一点点痛，多练几次就好了。当我再看自己的腰和腿时，发现原本松弛的肌肉变紧实了一些。

以前我还使用了一种名为"骨盆矫正腰带"的产品，可是每次解下那个腰带的时候，腰都会痛，于是就放弃了。而这次这个骨盆枕，感觉非常不错，没有任何不适，还帮我矫正了骨盆的位置。

我已经把这款产品推荐给了周围的好朋友。总之，我现在已经收到了明显的减肥效果。

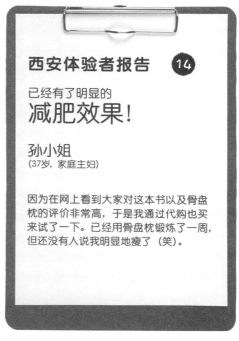

西安体验者报告 14

已经有了明显的
减肥效果！

孙小姐
(37岁，家庭主妇)

因为在网上看到大家对这本书以及骨盆枕的评价非常高，于是我通过代购也买来试了一下。已经用骨盆枕锻炼了一周，但还没有人说我明显地瘦了（笑）。

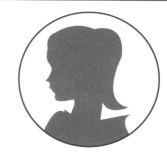

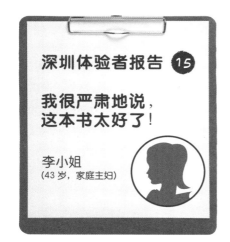

深圳体验者报告 15

**我很严肃地说，
这本书太好了！**

李小姐
(43岁，家庭主妇)

见到这么厉害的书，有生以来我还是头一次！效果非常好！

我虽然谈不上肥胖，但使用骨盆枕进行锻炼之后，凸出的肚子明显收回去了。我还介绍给自己的丈夫和分别读初中、高中的两个儿子使用。丈夫锻炼后，出去散步的时候，说自己的视野似乎变广了。读初中的儿子，肚子也小了。读高中的儿子，走路脚后跟痛的毛病也消失了。

可见，大家的身体姿态都有了很大的改变。仅仅花这么一点钱，就把全家人体态上的问题都治好了！不买绝对是损失！

腰痛是一个困扰我多年的老毛病，可是使用骨盆枕进行锻炼的当天，腰痛就明显好转了。

第二天早晨起床时，也比以前轻松了很多。就像去理疗院做按摩后的效果（做按摩的价钱可贵多了，有了骨盆枕以后我都不用去做按摩了）。

而且，这本书还附赠骨盆枕。锻炼起来很简单，又不费时间，所以容易长期坚持。

绝对推荐大家使用。

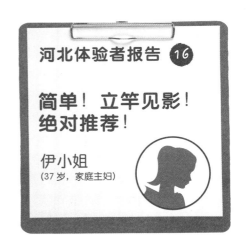

河北体验者报告 16

简单！立竿见影！绝对推荐！

伊小姐
（37岁，家庭主妇）

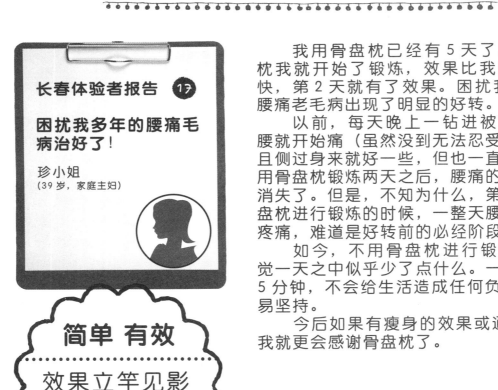

长春体验者报告 17

困扰我多年的腰痛毛病治好了！

珍小姐
（39岁，家庭主妇）

简单 有效
效果立竿见影
迅速治疗顽疾。

我用骨盆枕已经有5天了。拿到骨盆枕我就开始了锻炼，效果比我想象的还要快，第2天就有了效果。困扰我10多年的腰痛老毛病出现了明显的好转。

以前，每天晚上一钻进被窝躺下来，腰就开始痛（虽然没到无法忍受的程度，而且侧过身来就好一些，但也一直不舒服）。用骨盆枕锻炼两天之后，腰痛的毛病就几乎消失了。但是，不知为什么，第一天使用骨盆枕进行锻炼的时候，一整天腰部都有轻度疼痛，难道是好转前的必经阶段？

如今，不用骨盆枕进行锻炼，我就感觉一天之中似乎少了点什么。一天只需锻炼5分钟，不会给生活造成任何负担，非常容易坚持。

今后如果有瘦身的效果或通便的作用，我就更会感谢骨盆枕了。

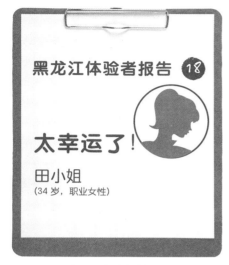

我曾经用过骨盆垫瘦身法，使用之后发现没有瘦腿的功效。

于是，我又试了具有瘦腿作用的骨盆枕瘦身法。虽然用骨盆枕进行锻炼只有一天时间（至于长期的效果我不好判断），但仅仅这一天，我的身体就出现了明显的变化。我站在镜子前，自己差点跳起来！

我的工作以站着为主，身体容易疲劳，骨骼也容易发生歪曲。尤其是一加班后，回到家腰痛得要命。随着年龄的增长，我都有心辞职不干了。

之前也曾有大半年的时间进行减肥，但效果总是不明显，下腹还是凸出来。可是，使用骨盆枕进行锻炼之后，眼看着下腹就收回去了。而且，我是寒性体质，常年手脚冰凉，但使用骨盆枕进行锻炼之后，手脚也变温暖了。

锻炼一天就有这样的效果，如果长期坚持下去，我想一定能够得到理想中的曼妙身材！我绝对会坚持下去的！人生中能遇到这本书，真是三生有幸！

感谢作者！

以前我就知道骨盆在身体中的重要地位，但从没想过用骨盆枕瘦身减肥效果这么好。以前，通过减肥，我的上半身倒是瘦下来了，可是下半身，尤其是大腿依然臃肿，这令我很是发愁。拿到这本书之后，我赶快给骨盆枕充气，晚上洗澡之后试着进行锻炼。结果，最先出现的效果是通便，以前有便秘毛病的我，使用骨盆枕锻炼之后，每天大便一次，每次一条香蕉状的大便，很通畅。慢慢地，我感觉大腿也不像以前那样松弛了。现在我明白了，骨盆枕矫正了骨盆的位置，然后一系列的好事就跟着发生了。

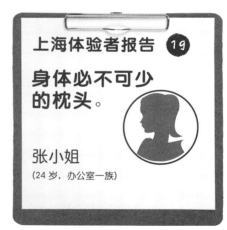

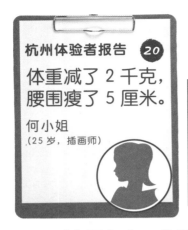

杭州体验者报告 20

体重减了 2 千克，腰围瘦了 5 厘米。

何小姐
(25 岁，插画师)

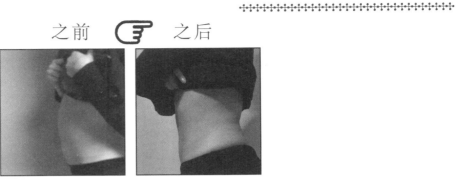

之前 ☞ 之后

到今天为止，我已经使用骨盘枕两周时间了。

以前做任何瘦身运动，我都是三天打鱼两天晒网，可是用骨盘枕锻炼却能天天坚持，因为它很简单，耗时又少。如今，体重已经减了 2 千克，腰围瘦了 5 厘米。

而且，我只进行了一项最基本的训练。得到这样的瘦身效果，还真有点吓人！以后我会不断增加骨盘枕锻炼项目，争取把腰围减到 65 厘米以内。

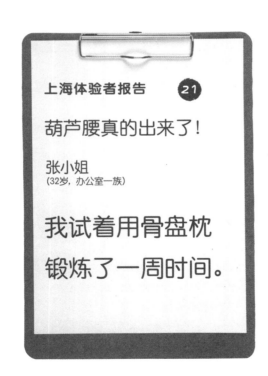

上海体验者报告 21

葫芦腰真的出来了！

张小姐
(32岁，办公室一族)

我试着用骨盘枕锻炼了一周时间。

以前，我一直梦想穿修身的衣服，可因为自己体型浑圆，始终不敢。可是，经过这一周的锻炼，我也敢穿修身的衣服了，穿上之后，腰线很明显地出来了。我特意测量了一下腰围，果然比以前减了不少。

虽说用骨盘枕锻炼只需躺着，但躺着保持那些锻炼姿势，还是相当吃力的。

不过，虽然吃力，效果也是非常明显的。短时间内见到了效果，人就有坚持下去的动力了。

总之
感觉很好

"躺着就可以矫正骨盆"
是真的哦!

刚开始用骨盆枕进行锻炼时，就感觉双脚之间的夹角确实变小了。坚持锻炼一个星期之后，明显感觉腰部比以前纤细了一些。以前经常出现的腰酸、易疲劳现象也少多了。而且，用骨盆枕锻炼和激烈运动不同，对膝盖、腰等造成的负担很小。在睡觉前锻炼几分钟，既能舒展身体，又可以放松心情，真的很不错。现在，睡前用骨盆枕锻炼已经成为了我的一种习惯。

与其花大笔金钱去瘦身、整形，不如先买这本书来照着锻炼试试。

每天晚上孩子睡觉之后，我就会拿出骨盆枕来锻炼。结果，以前经常便秘的我，现在大便非常通畅。腰痛的毛病也改善了很多。我想，也许是个体差异的原因，不见得对每一个人都有效，但对我确实有效。总之，这本书和骨盆枕值得推荐。

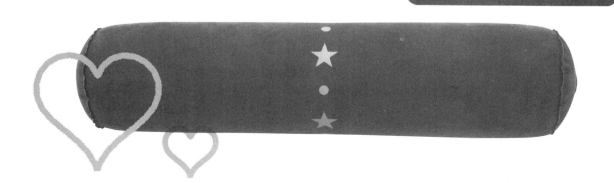

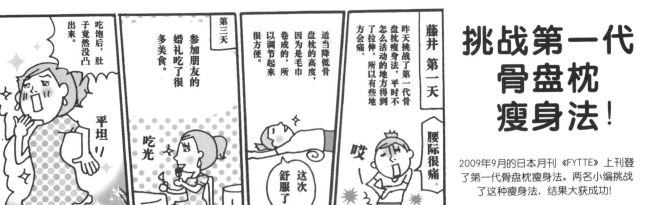

挑战第一代骨盘枕瘦身法！

2009年9月的日本月刊《FYTTE》上刊登了第一代骨盘枕瘦身法。两名小编挑战了这种瘦身法，结果大获成功！

尝试过的人都已经纷纷变瘦了！小编也成功了！下面为您现场直播小编瘦身全过程！FYTTE瘦身团队致致不倦地为大家寻找简单、轻松的瘦身方法，下面要为您介绍的便是梦幻的瘦身方法——骨盘枕瘦身法。躺着减肥将成为一种流行大趋势！

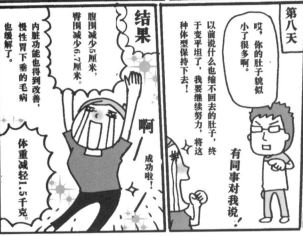

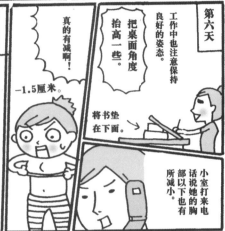

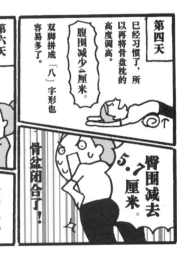

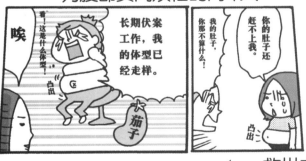

为腹部赘肉烦恼的两个人……

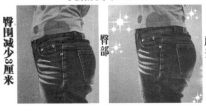

先为您介绍一下故事梗概

出场人物是两位小编，一位是因为长期伏案工作而造成腹部凸出的插画家藤井，另一位是编辑小室。一天，躺着也能减肥的骨盘枕瘦身法创始人福辻锐记先生出现在了二人面前。在福辻先生的指导下，二人用毛巾卷成第一代骨盘枕，并且在第一次锻炼后便取得了惊人的成果。又锻炼了一周后，藤井腹围减少5厘米，小室下腹围减少8厘米！这奇迹一般的瘦身结果，如今已经成为编辑部热议的话题。

竟然瘦了这么多

← 只练了一次

救世主出现在了二人面前

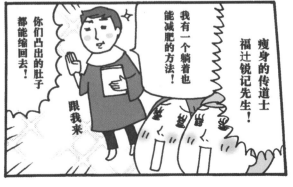

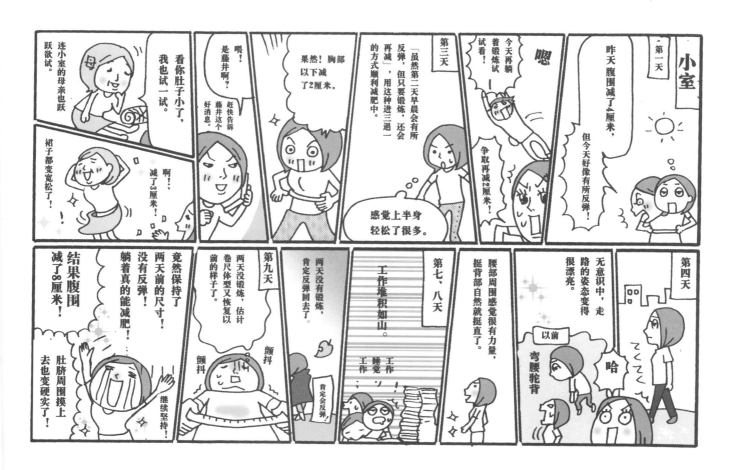

随后对两人追踪调查！

藤井和小室说：『有了骨盘枕，吃再多也不用担心了！』

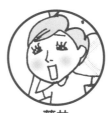

藤井
矫正骨盆或放松身心，一个骨盘枕全部搞定！

自从躺着减肥成功以来，我也常用骨盘枕对骨盆进行矫正。可是，正当我感觉毛巾卷成的第一代骨盘枕有点硬的时候，充气骨盘枕登场了。充气骨盘枕的好处是可以根据自己的感觉调整枕头的高度和软硬度，让身体更加舒适、放松。躺在这样的骨盘枕上，既能矫正骨盆还能放松身心，真是一石二鸟！

藤井的骨盘枕瘦身格言

懒人的终极瘦身武器！
躺着塑造优美的体型，并让身体
保持这种体型！

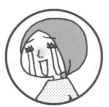

小室
减肥瘦身的终极武器登场！

自从我使用骨盘枕后，我就把它推荐给周围的人。这种方法非常简单，而且我周围使用这种方法锻炼的人，还没有一个瘦身失败的例子！不过，要说这种方法的缺点，唯一就是自己制作骨盘枕有点麻烦。就在此时，充气骨盘枕登场了，它解决了我们自制骨盘枕的麻烦问题。我用充气骨盘枕锻炼了一次后，一量身体，发现腹围又减了3厘米。腹部一圈的肌肉也变得硬实多了。

小室的骨盘枕瘦身格言

别想那么多，先躺下来再说！
明天起床时，您就会惊喜地发现
肚子上的赘肉不见了！

罩杯从B升为了D，痛经瞬间得到缓解！真心感谢骨盘枕给我带来的改变！
（31岁，主妇）

肩膀和脖子的僵硬问题得到了改善，肩膀酸痛的毛病也治好了！
（44岁，公司职员）

腰痛的困扰已经离我而去！
（31岁，主妇）

I ♥ 骨盘枕

通过骨盘枕瘦身成功、改善身体不适成功案例大集合！

托了骨盘枕的福，我又能穿牛仔裤了！
（27岁，打工者）

已经感受到骨盘枕强大威力的朋友们，给我们反馈了无数的好消息。但是，他们并不是什么特殊的人，只是和大家一样，被肥胖困扰，受各种身体不适折磨的普通人。使用骨盘枕锻炼之后，相信一定也会有好的变化发生在您的身上。希望下一个给我们发来好消息的就是您！

就连腰痛多年的老公都对骨盘枕赞不绝口："这个，真好用！"我用骨盘枕减肥，老公用骨盘枕治腰痛，我们两个练得不亦乐乎（笑）！
（43岁，插画家）

大便通畅了很多，有时甚至一天三次！使用骨盘枕锻炼后，我还像以前那样想吃什么就吃什么，可一周之后，身体的各个地方都瘦了！
（32岁，主妇）

现在一天不用骨盘
枕锻炼，
我的心情就很差，
甚至连觉都睡不着。
（26岁，主妇）

只用一周时间，
我的体重就轻了2千克！
腰也变细了，背也挺直了，
每天大便都很通畅……有了骨盘枕之后，
发生在我身上的
全是好事！

锻炼不受时间、地点的限制，
又很便于携带的骨盘枕，
看到它就想躺上去锻炼一会儿，
我想我会长期坚持下去的。
（30岁，公司接待员）

已经瘦了2千克！夏
天穿的热裤，比以前
宽松了许多。
（29岁，主妇）

用骨盘枕开始锻炼之后，
我臀部的脂肪层
薄了不少。
（21岁，打工者）

我长期患有失眠症，甚至
到了不吃药不能睡觉的
地步。
但使用骨盘枕开始锻炼
的第二天，睡眠状况就得
到了很大改善！
（21岁，打工者）

PART 4

骨盘枕的用途还不止前面介绍的那些！

骨盘枕还是 **便秘** **生理痛** 等身体不适的克星！

调理身体不适的 骨盘枕 锻炼法

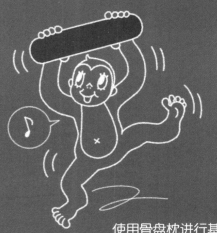

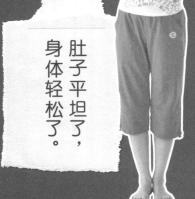

肚子平坦了，身体轻松了。

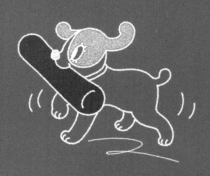

使用骨盘枕进行基本的瘦身锻炼，不仅可以让您凸出的腹部变平坦、紧实，还能有效缓解肩膀酸痛、腰痛等身体上的不适。只要将骨盘枕垫在身体适当的位置，舒展身体，就可以让僵硬的肌肉变柔软，从而减轻常年困扰您的不适症状！

1

**单手扶住骨盘枕，
身体慢慢向后躺下来**

坐在地板上，双腿并拢。将骨盘枕纵向沿脊椎骨贴于后背上，用单手扶住骨盘枕，慢慢地躺下去。

**用眼疲劳也一并消除，
改善肩膀
酸痛的症状**

以肩膀为中心，后背和颈部的肌肉如果长期处于僵硬状态，就会使这一部位的血液循环受阻，从而引起肩膀酸痛。将骨盘枕纵向垫于脊椎骨下，躺下来就可以让整个肩背部的肌肉放松下来。

骨盘枕的位置

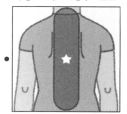

将骨盘枕纵向沿脊椎骨贴于后背上。骨盘枕上的星星标记应该位于脊椎骨与双侧肩胛骨下部连线的交点位置。

2

**采取仰卧姿势，双臂向头顶上
方伸出，手掌尽量贴于地面**

后背垫着骨盘枕仰卧下来之后，将双臂向头顶上方伸出。两手小指并拢，掌心朝下，尽量贴在地面上。两腿放松。背部能够感觉到明显的拉伸感。保持这个姿势5分钟。

🕐 **保持 5 分钟**

两手小指并拢，掌心
尽量贴于地面

3

**上体左右滚动，
让骨盘枕对背部进行按摩**

依然保持仰卧姿势，将双臂从头顶上拿下来，放于胸部两侧。上体左右滚动，让骨盘枕对背部进行按摩，只要感觉舒适，按摩多长时间都可以。

真舒服！

咕噜咕噜……

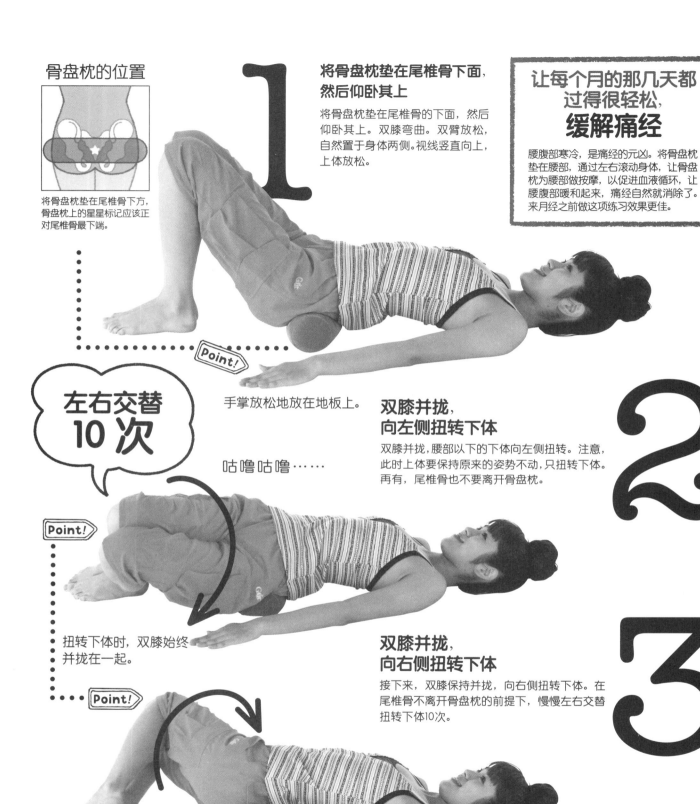

骨盘枕的位置

将骨盘枕垫在尾椎骨下方，骨盘枕上的星星标记应该正对尾椎骨最下端。

1

将骨盘枕垫在尾椎骨下面，然后仰卧其上

将骨盘枕垫在尾椎骨的下面，然后仰卧其上。双膝弯曲。双臂放松，自然置于身体两侧。视线竖直向上，上体放松。

Point!

手掌放松地放在地板上。

让每个月的那几天都过得很轻松，**缓解痛经**

腰腹部寒冷，是痛经的元凶。将骨盘枕垫在腰部，通过左右滚动身体，让骨盘枕为腰部做按摩，以促进血液循环，让腰腹部暖和起来，痛经自然就消除了。来月经之前做这项练习效果更佳。

左右交替 **10 次**

咕噜咕噜……

2

双膝并拢，向左侧扭转下体

双膝并拢，腰部以下的下体向左侧扭转。注意，此时上体要保持原来的姿势不动，只扭转下体。再有，尾椎骨也不要离开骨盘枕。

Point!

扭转下体时，双膝始终并拢在一起。

Point!

3

双膝并拢，向右侧扭转下体

接下来，双膝保持并拢，向右侧扭转下体。在尾椎骨不离开骨盘枕的前提下，慢慢左右交替扭转下体10次。

咕噜咕噜……

骨盘枕的位置

阴部上面稍微凸出的骨头就是耻骨。将骨盘枕横向垫在耻骨下，骨盘枕上的星星标记对准耻骨。当身体俯卧在骨盘枕上面时，如果有疼痛感，应该停止练习。

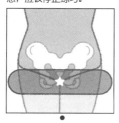

耻骨与雌性荷尔蒙的分泌存在着密切的联系。如果耻骨发生变形、扭曲的话，女性的皮肤也会随之变得粗糙、干燥。通过骨盘枕锻炼，矫正耻骨，让体内荷尔蒙分泌达到平衡，是保持水嫩肌肤的关键。

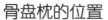

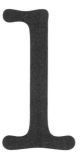

将骨盘枕垫在耻骨下方，双腿并拢

将骨盘枕横向垫在耻骨下方，俯卧其上。双肘撑地，双手托腮。双腿伸直并拢，保持这个姿势1分钟。如果有疼痛感的话，应该缩短时间或停止练习。

 并拢双腿保持1分钟

将骨盘枕垫在耻骨下方，双腿分开

在动作1的基础上，将双腿分开，比肩略宽，保持1分钟时间。如果有疼痛感，可以缩短时间或停止练习。

 分开双腿保持1分钟

双腿分开比肩略宽。

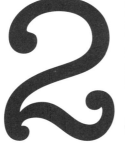

骨盘枕的位置

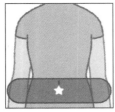

将骨盘枕横向置于腹部下面，骨盘枕上的星星标记应该对准肚脐下方的位置。这样就能刺激到整个腹部，促进肠道的蠕动。

1 将骨盘枕横向垫于腹部下面，俯卧其上

将骨盘枕的星星标记对准肚脐稍下方的位置，将其垫在腹部，然后俯卧其上。双腿和双臂都尽量大幅度张开。脸可以朝向任意一侧。保持这个姿势2分钟。

🕐 双腿张开保持 2 分钟

Point!

脸朝向哪一侧都可以
中途累了还可以换方向

Point!

咕噜咕噜……

2 腰部以下左右扭动，让骨盘枕对下腹部进行按摩

在动作1的基础上，将双腿并拢，然后让腰部以下的肢体左右扭动，使骨盘枕对整个下腹部进行按摩。一般来说扭动2分钟左右即可。如果感觉很舒服也可以适当延长时间，如果感觉不舒服，可以提前结束。

🕐 左右扭动 2 分钟

50

深度睡眠，消除疲劳，
告别失眠

精神紧张也会造成身体紧张，结果就是睡眠质量不高，甚至失眠。如果胸部和背部的肌肉得到放松，睡眠就能得到改善，不仅入睡快，而且睡得香。

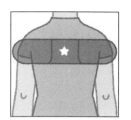

骨盘枕的位置

将骨盘枕横向垫在乳峰正背面。骨盘枕上的星星标记应该对准两侧肩胛骨的正中央。

1

将骨盘枕横向垫在乳峰正背面，然后仰卧其上

坐在地板上，双腿伸直、并拢。将骨盘枕横向垫在乳峰正背面，单手扶着骨盘枕，慢慢躺在骨盘枕上面。

双臂向头顶上方伸直，并分开。

Point!

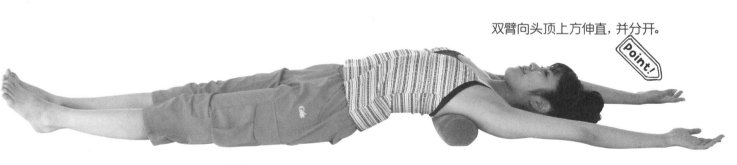

2

双臂伸过头顶，
双手掌心朝上放于地板上

双臂伸过头顶，双手掌心朝上放于地板上。双腿和身体放松，保持这个姿势3～5分钟。睡前练习这个动作，能够极大地提高睡眠质量。

🕐 保持 3～5 分钟

1

采取仰卧姿势，
将骨盘枕垫于颈下

采取仰卧姿势，将骨盘枕垫于颈下。双腿并拢，双臂自然放置于身体两侧，全身放松。将下巴稍微抬起，使骨盘枕与颈椎骨紧密接触。

还可以预防花粉过敏症，
远离头痛困扰

有头痛毛病的人，不少是因为颈椎骨之间的距离太近造成的。所以，拉伸颈部，让颈椎骨恢复到正常位置，不仅可以消除头痛症状，还能预防花粉过敏症、缓解视觉疲劳、治疗鼻塞等不适。

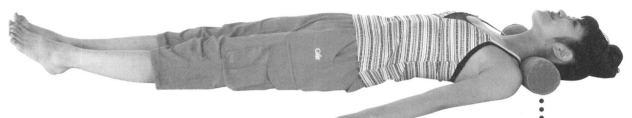

将骨盘枕横向垫于颈下，骨盘枕上的星星标记应该正对颈椎骨的中央。此时，头部有稍微后仰的感觉正好。

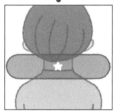

骨盘枕的位置

2

保持仰卧姿势，
将头转向左侧

保持动作1中的姿势，将头转向左侧。转动的幅度尽量大，但也不必勉强。

Point! 慢慢扭转颈部，将头部转向左侧

3

再将头转向右侧，
左右交替扭转

接下来，再将头慢慢转向右侧。左右交替扭转头部，颈部不必太用力。

左右扭转
7~8 次

Point!

双手掌心朝下贴在地板上 **Point!**

将骨盘枕纵向垫在腹部下面，俯卧其上

采取俯卧姿势，将骨盘枕垫在腹部下面，从胸部到阴部都在骨盘枕上，骨盘枕上的星星标记应该正对肚脐。双腿、双臂自然伸直，保持这个姿势3～5分钟。

⏰ 保持 3～5 分钟

1

骨盘枕的位置

将骨盘枕纵向垫在腹部下面，骨盘枕上的星星标记正对肚脐。从胸部到阴部都垫在骨盘枕上面，以刺激小肠的蠕动。

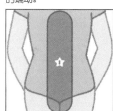

让手脚都变暖和，改善寒性体质，温暖寒冷的身体

我们的小肠位于腹部的中央位置，如果小肠能够正常工作，全身的血液循环就会活跃起来，手脚就再也不会冰凉了。长期坚持这项锻炼的话，还能改善寒性体质。

2

骨盘枕垫在身下，身体向左侧扭转

保持肩部着地，将身体稍微向左侧扭转，让骨盘枕接触到腹部的不同位置。如果感觉身体僵硬，扭转有困难，可以在扭转到最大限度后保持1～2分钟。

 扭转身体时，双腿要并拢

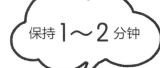 保持 1～2 分钟

3

保持肩膀着地，身体来回左右扭转

接下来，保持肩膀着地，将身体向右侧扭转。这样左右交替扭转身体，让骨盘枕按摩小肠部位。直到身体发热。

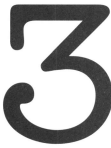

肩膀不要离开地面

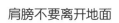

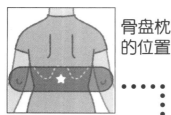

骨盘枕
的位置

将骨盘枕横向垫在腰下，位置大约在最下面一根肋骨的下方。骨盘枕上的星星标记应该对准脊椎骨。

将骨盘枕垫在腰下，左右扭转下体

采取仰卧姿势，将骨盘枕横向垫在最下面一根肋骨的下方。双腿并拢，双臂伸向头顶上方，手掌朝上，手背贴于地板上。头部尽量向上伸。将腰部以下的躯体左右扭转7~8次。

Point!

提高代谢水平，延缓衰老

在东方医学理论中，认为"肾"是能量之源。肾脏功能正常，身体才能进行良好的新陈代谢，以便将废物排出体外。从而延缓衰老，获得富有弹性且光泽水润的肌肤，整个人也会精神起来。

左右扭转
7~8 次

只要感觉舒服，双脚分开多大都可以

1

增加水分代谢，消除身体浮肿

有些朋友一到了晚上，腿脚就会出现浮肿，走起路来感觉异常沉重。腿脚浮肿正是身体水分代谢不正常的标志。通过刺激脚踝部位，促进身体水分代谢，消除浮肿有奇效！

将骨盘枕横向垫在脚踝下面，让双脚向外侧分开

采取仰卧姿势，双腿分开与肩同宽，将骨盘枕垫在脚踝下面。双臂自然放置于身体两侧，放松。两脚的脚尖向外侧分开。

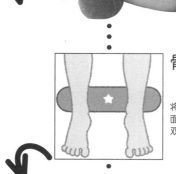

骨盘枕的位置

将骨盘枕横向垫在脚踝下面，脚跟不要接触骨盘枕。双脚分开与肩同宽，放松。

2

将骨盘枕横向垫在脚踝下面，脚尖向内侧并拢

接下来，保持动作1中的基本姿势，将两脚脚尖向内侧并拢。交替将脚尖向外侧打开、向内侧并拢，直到双脚感觉轻松为止。

双手手掌贴于地板上 Point!

焦虑情绪一扫而光，
为紧张的精神减负

颈椎发生变形或僵硬的话，胸部和背部的肌肉也会随之变得缺乏弹性，从而使人呼吸变浅，这样就很容易感觉到精神紧张。通过舒展下颌和胸部，便可以让人的精神放松下来。

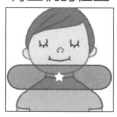

转动
7～8 次

1
下巴放于骨盘枕上，将头倒向右侧

采取俯卧姿势，双手按住骨盘枕的两端，把下巴放在骨盘枕上，下巴尖应该对准骨盘枕上的星星标记。全身放松，然后将头倒向右侧。

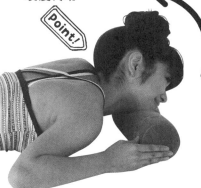

骨盘枕的位置

采取俯卧姿势，将骨盘枕横向垫在下巴下面，骨盘枕上的星星标记应该对准下巴尖。如果感觉脖子向后翘，有痛感的话，应该适当给骨盘枕放气，以降低高度。

2
再将头倒向左侧，然后左右交替转动头部

保持动作1中的姿势，将头倒向左侧。然后左右交替转动头部7～8次。如果感觉很舒服，可以适当增加转动次数。在这个过程中，充分享受身体放松的感觉。

头部轻柔地
缓慢转动

Point!

图书在版编目(CIP)数据

一周腰瘦10厘米的神奇骨盘枕 / (日) 福辻锐记著；

郭勇译. —南昌：江西科学技术出版社，2014.4

ISBN 978-7-5390-5055-3

Ⅰ. ①一… Ⅱ. ①福… ②郭… Ⅲ. ①减肥－基本知

识 Ⅳ. ①R161

中国版本图书馆CIP数据核字(2014)第066650号

国际互联网（Internet）地址：http://www.jxkjcbs.com

选题序号：ZK2014001

图书代码：D14046-101

版权合同登记号：14-2014-62

Nerudake! Kotsubanmakura Diet
© Gakken Publishing 2011
First published in Japan 2011 by Gakken Publishing Co., Ltd., Tokyo
Chinese Simplified Character translation rights arranged with Gakken Publishing
Co., Ltd.

一周腰瘦10厘米的神奇骨盘枕

寝るだけ！骨盤枕ダイエット　　　　　　　　　　　　（日）福辻锐记 著　郭勇 译

出版发行　江西科学技术出版社

社　　址　南昌市蓼洲街 2 号附 1 号　邮编：330009　电话：0791-86623491

　　　　　传真：0791-86639342　　　邮购：0791-86622945　　　86623491

经　　销　各地新华书店

印　　刷　廊坊市兰新雅彩印有限公司

开　　本　787mm×1092mm　1/16

印　　张　3.5

版　　次　2014 年 5 月第 1 版　　2014 年 5 月第 1 次印刷

字　　数　100千字

书　　号　ISBN 978-7-5390-5055-3

定　　价　56.00 元